AF332043

ÉTUDES

DE

MÉDECINE GÉNÉRALE

PREMIÈRE PARTIE

DE L'INFLUENCE DU MATÉRIALISME SUR LES DOCTRINES MÉDICALES
DE L'ÉCOLE DE PARIS
DE LA FIXITÉ DES ESSENCES OU DES ESPÈCES MORBIDES

PAR

J.-P. TESSIER

MÉDECIN DE L'HÔPITAL BEAUJON

PARIS

J.-B. BAILLIÈRE, ÉDITEUR | CHARAVAY, ÉDITEUR
RUE HAUTEFEUILLE, 19 | RUE DE SEINE, 53

1855

ÉTUDES

DE

MÉDECINE GÉNÉRALE

PARIS. — IMPRIMERIE SIMON RAÇON ET Cⁱᵉ, RUE D'ERFURTH, 4.

ÉTUDES

DE

MÉDECINE GÉNÉRALE

PREMIÈRE PARTIE

DE L'INFLUENCE DU MATÉRIALISME SUR LES DOCTRINES MÉDICALES
DE L'ÉCOLE DE PARIS
DE LA FIXITÉ DES ESSENCES OU DES ESPÈCES MORBIDES

PAR

J.-P. TESSIER

MÉDECIN DE L'HÔPITAL BEAUJON

PARIS

J.-B. BAILLIÈRE, ÉDITEUR | CHARAVAY, ÉDITEUR
RUE HAUTEFEUILLE, 19 | RUE DE SEINE, 53

1855

PRÉFACE

—

Les études de médecine générale, que nous publions aujourd'hui, ont paru dans un journal de médecine (1), depuis le mois de juillet 1853 jusqu'au mois d'avril 1855. Cette première partie ne renferme que l'examen des doctrines de l'École de Paris, et de l'influence que le matérialisme exerce sur elles. Nous nous réservons de compléter notre travail par l'examen du vitalisme rationaliste qui règne dans l'École de Montpellier. Nous exposerons ensuite la doctrine médicale que nous enseignons et qui nous guide dans notre pratique.

Nous pouvons juger de l'accueil qui sera fait à cet opuscule par l'effet qu'ont produit nos articles sur l'enseignement de la médecine en France. Ce fut un *tolle* général dans la presse médicale de Paris; et, faute

(1) *Journal de la Société gallicane de médecine homœopathique*

de bonnes raisons, on nous a adressé de grosses injures de plusieurs côtés. Nous n'avons pas moins obtenu un résultat fort remarquable : c'est celui de convertir les matérialistes les plus avancés en spiritualistes et même en amis du christianisme. Seulement ces convertis s'entendent tous sur un point essentiel : c'est que l'on compromet la religion en faisant intervenir sa philosophie la plus autorisée dans les sciences en général et dans la médecine en particulier. Ils pensent que le plus grand hommage qu'on puisse lui rendre est de n'en point parler. Pourquoi alors en parlent-ils sans cesse pour l'attaquer et la ridiculiser ? Il me semble que la réplique est permise après l'attaque.

Certains esprits qui se croient prudents blâment l'association des dogmes religieux aux opinions et aux débats scientifiques; mais ces personnes obéissent surtout à la prudence humaine, qui conseillait à Pilate de se laver les mains en se demandant : *où est la vérité?* J'aime mieux l'exemple de Clovis s'écriant pendant la lecture de la Passion : *Si ego ibidem cum Francis meis fuissem, injuriam ejus vindicassem.* Du reste, c'est là une grande question à traiter *ex professo*, et nous espérons le faire bientôt.

Nous nous réjouirions des conversions au spiritualisme qui éclatent de toutes parts, si nous pouvions les croire sincères; malheureusement le doute est trop permis en pareil cas. Les rationalistes sont sujets à la peur, et la peur leur fait tout faire. Or est-il absolument sans danger aujourd'hui d'être ouvertement matérialiste, quand on est en place? L'esprit de *conservation* n'entre-t-il pour rien dans l'empressement que l'on met à renier ce qu'on affirmait avec tant de bonheur quand le matérialisme était la clef des honneurs, des faveurs et des positions médicales? Je ne sais; en tout cas, cette peur ou cette tactique sont déjà un hommage à la vérité. Les encyclopédistes du dix-huitième siècle en avaient fait une méthode, une ligne de conduite à l'usage de tous les amis de la *raison*, de l'*humanité* et de la *tolérance*, et Condorcet l'a exposée avec autant de fidélité que de talent. Nous allons citer en entier le passage relatif à l'hypocrisie philosophique.

« Jusqu'ici nous n'avons montré les progrès de la philosophie que dans les hommes qui l'ont cultivée, approfondie, perfectionnée; il nous reste à faire voir quels ont été ses effets sur l'opinion générale, et comment, tandis que, s'élevant enfin à la connaissance de la méthode, certaine de découvrir, de reconnaître la vérité, la raison apprenait à se préserver des erreurs où le respect pour l'autorité et l'imagination l'avaient si souvent entraînée, elle détruisait en même temps, dans la masse des individus, les préjugés qui ont si longtemps affligé et corrompu l'espèce humaine.

« Il fut enfin permis de proclamer hautement ce droit si longtemps méconnu, de soumettre toutes les opinions à notre propre raison, c'est-à-dire d'employer, pour saisir la vérité, le seul instrument qui nous ait été donné pour la reconnaître. Chaque homme apprit avec une sorte d'orgueil que la nature ne l'avait pas absolument destiné à croire sur la parole d'autrui ; et la superstition de l'antiquité, l'abaissement de la raison devant le délire d'une foi surnaturelle, disparurent de la société comme de la philosophie.

« Il se forma bientôt en Europe une classe d'hommes moins occupés encore de découvrir ou d'approfondir la vérité que de la répandre ; qui, se dévouant à poursuivre les préjugés dans les asiles où le clergé, les écoles, les gouvernements, les corporations anciennes les avaient recueillis et protégés, mirent leur gloire à détruire les erreurs populaires plutôt qu'à reculer les limites des connaissances humaines, manière indirecte de servir à leurs progrès, qui n'était ni la moins périlleuse, ni la moins utile.

« En Angleterre, Collins et Bolingbroke ; en France, Bayle, Fontenelle, Voltaire, Montesquieu et les écoles formées par ces hommes célèbres, combattirent en faveur de la vérité, employant tour à tour toutes les armes que l'érudition, la philosophie, l'esprit, le talent d'écrire, peuvent fournir à la raison ; prenant tous les tons, employant toutes les formes, depuis la plaisanterie jusqu'au pathétique, depuis la compilation la plus savante et la plus vaste jusqu'au roman et au pamphlet du jour ; couvrant la vérité d'un voile qui ménageait les yeux trop faibles et laissait le plaisir

de la deviner; caressant les préjugés avec adresse
pour leur porter des coups plus certains; n'en mena-
çant presque jamais, ni plusieurs à la fois, ni même
un seul tout entier; consolant quelquefois les ennemis
de la raison, en paraissant ne vouloir dans la religion
qu'une demi-tolérance, dans la politique qu'une demi-
liberté; ménageant le despotisme quand il combattait
les absurdités religieuses, et le culte quand il s'élevait
contre la tyrannie; attaquant ces deux fléaux dans
leur principe, quand même ils paraissaient n'en vouloir qu'à des abus révoltants ou ridicules, et frappant
ces arbres funestes dans leurs racines quand ils sem-
blaient se borner à en élaguer quelques branches éga-
rées; tantôt apprenant aux amis de la liberté que la
superstition qui couvre le despotisme d'un bouclier
impénétrable est la première victime qu'ils doivent
immoler, la première chaîne qu'ils doivent briser;
tantôt, au contraire, la dénonçant aux despotes comme
la véritable ennemie de leur pouvoir, et les effrayant
du tableau de ses hypocrites complots et de ses fureurs
sanguinaires; mais ne se lassant jamais de réclamer
l'indépendance de la raison, la liberté d'écrire comme
le droit, comme le salut du genre humain; s'élevant
avec une infatigable énergie contre tous les crimes du
fanatisme et de la tyrannie; poursuivant dans la religion, dans l'administration, dans les mœurs, dans les
lois, tout ce qui portait le caractère de l'oppression,
de la dureté, de la barbarie; ordonnant au nom de la
nature, aux rois, aux guerriers, aux magistrats, aux

prêtres, de respecter le sang des hommes ; leur reprochant avec une énergique sévérité celui que leur politique ou leur indifférence prodiguait encore dans les combats ou dans les supplices ; prenant enfin pour cri de guerre : *raison, tolérance, humanité.*

« Telle fut cette philosophie nouvelle, objet de la haine commune de ces classes nombreuses qui n'existent que par les préjugés, ne vivent que d'erreurs, ne sont puissantes que par la crédulité ; presque partout accueillie, mais persécutée ; ayant des rois, des prêtres, des grands, des magistrats pour disciples et pour ennemis. Les chefs eurent presque toujours l'art d'échapper à la vengeance en s'exposant à la haine, de se cacher à la persécution en se montrant assez pour ne rien perdre de leur gloire.

« Souvent un gouvernement les récompensait d'une main, en payant de l'autre leurs calomniateurs, les proscrivait et s'honorait que le sort eût placé leur naissance sur son territoire, les punissait de leurs opinions, et aurait été humilié d'être soupçonné de ne pas les partager.

« Ces opinions devaient donc devenir bientôt celles de tous les hommes éclairés, avouées par les uns, dissimulées par les autres avec une hypocrisie plus ou moins transparente, suivant que leur caractère était plus ou moins timide, et qu'ils cédaient aux intérêts opposés de leur profession ou de leur vanité. Mais déjà celui-ci était assez puissant pour que, au lieu de cette dissimulation profonde des âges précédents, on se contentât pour soi-même et souvent pour les autres d'une réserve prudente (1). »

Ce passage explique suffisamment la *réserve prudente* avec laquelle nous accueillons l'élan spiritualiste qui se manifeste depuis quelques mois dans les hommes en place de l'École de Paris. S'ils disaient simplement : *J'ai enseigné le matérialisme, il est vrai, mais je reconnais que c'est une erreur préjudiciable à la médecine, comme art, comme science, comme profession*, je les croirais ; mais tous ces malheureux nient avec une sorte de fureur ce dont ils se glorifiaient il y a quelques années, et leur haine a redoublé contre toute idée, contre toute personne spiritualiste ou chrétienne. Comment concilier ces contradictions? Espérons toutefois que l'hommage plus ou moins sincère qu'ils rendent à la vérité les conduira à un peu plus de respect pour elle; que ce respect les amènera à l'étude, et celle-ci à des convictions sérieuses : la source du matérialisme médical étant surtout l'ignorance en philosophie comme en médecine. En effet, pour quiconque y regarde de près, il est évident que les *princes de la science moderne* ne savent ni l'une ni l'autre par principe et méthode. Ce langage est dur, mais il est l'expression bien exacte d'une pensée froidement mûrie pendant de longues années, et que nous pouvons ainsi for-

(1) Condorcet, *Esquisse d'un tableau historique des progrès de l'esprit humain*, pag. 205 à 209 ; Paris, 1822.

muler : le matérialisme en médecine, c'est l'ignorance de la médecine.

Pour plus de clarté, j'ai joint à la partie critique de ce travail un Mémoire présenté en 1846 à l'Institut (Académie des sciences), sur l'essentialité et l'immutabilité des maladies, considérées comme base de la médecine pratique.

INTRODUCTION

Le rationalisme a fait à la médecine deux plaies très-profondes, et qui saignent maintenant plus que jamais. L'une de ces plaies est la dégradation que la médecine a subie en elle-même, comme science ; l'autre est la dégradation qu'elle a subie dans ses rapports avec la société. Et, chose digne de remarque, l'entraînement des préjugés est si fort, la passion si aveugle, que cette double dégradation est universellement considérée par les médecins comme un progrès, comme une ère nouvelle, comme une carrière ouverte à l'esprit humain, affranchi des vieilles croyances qui empêchaient, ou du moins qui retardaient son essor. Toute erreur est un masque, et c'est ce qui la rend si dangereuse. Si elle ne prenait pas les traits, la figure même de la vérité, qui tromperait-elle ? Le rationalisme aussi est un masque, sous lequel se cache son néant et son impuissance. Ce masque est celui de la liberté de penser, de l'indépendance de l'esprit humain dans les sciences, dans les arts, dans la médecine en particulier. Eh bien ! j'affirme que ce masque ne recouvre que la servitude la plus vile de la pensée et l'intolérance la plus tyrannique qui puissent peser sur l'esprit humain dans les sciences, dans les arts, et dans la médecine en particulier.

Le premier problème qui se présente à l'esprit du médecin qui veut connaître son art par principe et par méthode, est celui de la nature de l'homme. Or, les diverses solutions qui en ont été données par les rationalistes ont engendré les diverses sectes médicales ; c'est pourquoi l'histoire des erreurs de la philosophie jette un grand jour sur celle des erreurs de notre art. Les sectes empiriques, comme les dogmatiques, et parmi ces dernières les méthodistes, comme les naturistes, représentent chacune une école philosophique et une solution particulière du problème de la nature humaine. Le premier effet du rationalisme est donc l'engendrement des sectes. Or, entre les temps que l'on appelle la décadence et la renaissance des arts, des lettres et des sciences, se trouve une époque généralement ignorée, et par conséquent méprisée, que l'on appelle l'époque de la scolastique ou de la barbarie, ce qui est synonyme aux yeux du vulgaire. Chose singulière, cette époque n'enfanta point de faux systèmes en médecine. C'était le temps où l'expérience régnait en souveraine, où l'on s'occupait à connaître et à traiter les maladies sans trop penser à les expliquer, et sans tenir grand compte des explications proposées par les sectes grecques. C'est aussi le temps où la médecine fut le plus honorée, puisqu'elle compta jusqu'à un pape parmi ses membres, dont un grand nombre occupaient, d'ailleurs, les plus hautes dignités. Avec la renaissance, les sectes reparaissent, et la médecine perd de plus en plus l'estime des hommes, jusqu'au moment où l'Institut déclare qu'elle n'est pas même une science, et qu'elle n'a aucun titre pour constituer une section dans son sein : tels sont les fruits du rationalisme.

Une observation s'offre d'elle-même à l'esprit. Pendant les temps religieux de la Grèce, la médecine est en honneur et en vénération. Aussitôt que la philosophie domine le monde ancien, la médecine est méprisée et peut-être méprisable. Au moyen âge, sous l'empire de la scolastique la médecine devient l'objet des faveurs et de la vénération des grands et des petits. Plus le monde est religieux, plus la médecine fleurit. A partir du seizième siècle, lorsque l'empire de la philosophie rationaliste reparaît, la décadence de la médecine dans l'opinion des peuples marche progressivement, malgré les plus grands travaux, les plus précieuses découvertes, malgré les progrès de l'art, malgré le génie, malgré tout.

Ce fait est incontestable, et j'en prends à témoin les plaintes du corps médical entier, le malaise général qui le fit accourir au Congrès des quatre points de l'horizon. Mais si ce fait est incontestable, il n'en reste pas moins à l'expliquer. J'en ai dit la raison principale, à mes yeux, dans une séance solennelle du concours pour les places d'élèves dans les hôpitaux, il y a une douzaine d'années. J'affirmai alors que le malaise et la déconsidération scientifique qui pèsent sur les médecins et la médecine tenait, avant tout, aux doctrines professées par eux, doctrines fausses en philosophie, absurdes en physiologie, déplorables dans leurs applications à la médecine pratique. Telle est la thèse que je viens soutenir aujourd'hui en examinant les doctrines médicales de l'école de Paris.

Or, ces doctrines représentent la conséquence dernière du travail qui s'opéra à la renaissance. Les médecins de cette époque crurent que le mieux pour notre art était de revenir aux théories d'Hippocrate et de Galien. Il est juste de reconnaître que la réforme de Paracelse n'était pas faite pour les détourner de cette pensée, et que cet homme extraordinaire dût inspirer plus de mépris que de bienveillance à la sagesse contemporaine. Fernel donc montra que l'on trouvait dans Hippocrate et dans Galien une doctrine *spiritualiste* sur la nature de l'homme, et que, par conséquent, ces grands maîtres ne laissaient *rien* à désirer.

La philosophie scolastique fut abandonnée pour le spiritualisme des rationalistes modernes, spiritualisme conforme à celui d'Hippocrate et de Galien, et l'on est devenu cartésien en philosophie, animiste en médecine. Mais le spiritualisme de Descartes avait un revers, c'était la théorie des animaux machines. La lutte devait donc s'établir entre l'animisme et le mécanicisme, et c'est ce qui eut lieu. L'accord se fit sur le terrain du matérialisme physiologique : on renonça d'une part à admettre l'âme humaine, de l'autre à expliquer (au moins dans l'état actuel des sciences) les phénomènes des êtres vivants par les lois qui régissent les corps bruts, et on proclama les propriétés vitales nouvellement localisées comme la cause des phénomènes dans les êtres vivants. Les animaux ne

furent plus de simples machines, mais l'homme fut considéré
comme un simple animal. Les animaux ont-ils gagné à cette
grande solution du problème de la nature humaine que l'on
appelle l'*organicisme?* je ne le sais. Mais l'homme me paraît y
avoir laissé sa dignité, l'art médical sa puissance, et la science
sa vérité. Cabanis est le chef de la secte organicienne ou matérialiste dans l'école de Paris, car les institutions, les doctrines, l'enseignement et la pratique de la médecine sont aujourd'hui ce que Cabanis les a faits, ou ce qu'il a voulu qu'ils
fussent. Quelques mots sur cet homme célèbre ne seront donc
pas déplacés ici.

Élève et ami des encyclopédistes du dernier siècle, Cabanis
reçut naturellement d'eux la mission de réformer et les doctrines et l'enseignement de la médecine. C'est à cette double
intention qu'il publia ses deux ouvrages des *Rapports du physique et du moral*, et des *Révolutions de la médecine*.

Cabanis ne se proposait rien moins qu'une réforme *morale*
de la société. Les médecins devaient en être les propagateurs,
lorsqu'eux-mêmes auraient été initiés à la doctrine nouvelle.
Pour cela, il fallait agir sur les médecins praticiens, et princi-
palement sur les élèves. Pour influer sur l'enseignement, il
était nécessaire d'avoir l'assentiment de l'autorité politique.
Voici ce que Cabanis nous dit à ce sujet dans l'avertissement
de son livre sur les *Révolutions* et la *Réforme de la médecine*,
dès la première ligne :

« L'ouvrage suivant a été écrit dans l'hiver de l'an III. Ga-
rat, aujourd'hui sénateur, était alors commissaire de l'instruc-
tion publique. Lié avec lui d'une amitié dont le temps, nos
goûts, nos travaux, nos vœux communs pour le progrès des
lumières et pour l'accroissement du bonheur des hommes
avaient de plus en plus resserré les nœuds, je mettais un intérêt particulier à l'exécution du vaste plan qu'il avait formé
pour l'organisation de toutes les parties de l'enseignement (1).

(1) Les écoles de médecine, créées en l'an II, reçurent alors un nouveau
perfectionnement. Le gouvernement actuel les a consolidées. — Note de
Cabanis.

Il jugea que je pouvais y concourir. Quelques vues que je lui avais communiquées sur l'application de la méthode analytique à la médecine lui avaient paru justes et utiles. »

On voit par là quelle part Cabanis dut prendre à l'organisation de l'enseignement médical, et sur quelle base deux philosophes matérialistes, unis par les liens de la doctrine et de l'amitié, durent constituer cet enseignement.

Mais ce n'était encore qu'un premier pas dans la réalisation de la conception de Cabanis. Pour inoculer la morale *de l'intérêt bien entendu* à la société française, le corps médical devait être imbu de cette morale et du principe sur lequel elle repose. Aussi Cabanis eut-il soin d'enseigner cette morale dans la préface des *Rapports du physique et du moral dans l'homme,* en même temps qu'il en exposait les principes dans l'ouvrage lui-même. Cabanis parle toujours au nom et dans l'intérêt de la méthode analytique. On va voir ce qu'il entend par là dans le passage suivant de la préface de son ouvrage (1) :

« Depuis qu'on a jugé convenable de tracer une ligne de séparation entre l'étude de l'homme physique et celle de l'homme moral, les principes relatifs à cette dernière étude se sont trouvés nécessairement obscurcis par le vague des hypothèses métaphysiques. Il ne restait plus, en effet, après l'introduction de ces hypothèses dans l'étude des sciences morales, aucune base solide, aucun point fixe auquel on pût rattacher les résultats de l'observation et de l'expérience. Dès ce moment, flottant au gré des idées les plus vaines, elles sont, en quelque sorte, rentrées avec elles dans le domaine de l'imagination; et de bons esprits ont pu réduire à l'empirisme le plus borné les préceptes dont elles se composent.

« Tel était, avant que Locke parût, l'état des sciences morales; tel est le reproche qui pouvait leur être fait avec quelque fondement, avant qu'une philosophie plus sûre eût retrouvé la source première de toutes les merveilles que présente le monde intellectuel et moral, *dans les mêmes lois ou*

(1) *Rapports du physique et du moral dans l'homme,* préface, p. x. Paris. 1802 (an X).

dans les mêmes propriétés qui déterminent les mouvements vitaux.

« Déjà cependant, quelques hommes, doués de plus de génie peut-être que ce respectable philosophe, avaient entrevu les vérités fondamentales exposées dans ses écrits. On en retrouve des vestiges dans la philosophie d'Aristote et dans celle de Démocrite, dont Épicure fut le restaurateur. L'immortel Bacon avait découvert ou pressenti presque tout ce que pouvait exiger la refonte totale, non-seulement de la science, mais, suivant son expression, de l'*entendement humain* lui-même. Hobbes surtout, par la seule précision de son langage, fut conduit, sans détour, à la véritable origine de nos connaissances. Il en trace les méthodes avec sagesse, il en fixe les limites avec sûreté; mais ce n'était point de lui, c'était de Locke, son successeur, que la plus grande et la plus utile révolution de la philosophie devait recevoir la première impulsion. C'était par Locke, que devait, pour la première fois, être exposé clairement et fortifié de ses preuves les plus directes cet axiome fondamental : *que toutes les idées viennent par les sens, ou sont le produit des sensations.*

« Helvétius a résumé la doctrine de Locke : il la présente avec beaucoup de clarté, de simplicité, d'élégance. Condillac l'a développée, étendue, perfectionnée : il en démontre la vérité par des analyses toutes nouvelles, plus profondes et plus capables de diriger son application. Les disciples de Condillac, en cultivant différentes branches des connaissances humaines, ont encore amélioré, quelques-uns même ont corrigé, dans plusieurs points, son tableau des procédés de l'entendement.

« Mais, quoique depuis Condillac l'analyse ait marché par des *routes pratiques* parfaitement sûres, certaines questions qu'on peut regarder comme premières dans l'étude de l'entendement présentaient toujours des côtés obscurs. On n'avait, par exemple, jamais expliqué nettement en quoi consiste la sensibilité. Suppose-t-elle toujours conscience et perception distincte? et faut-il rapporter à quelque autre propriété du corps vivant les impressions inaperçues, et les déterminations auxquelles la volonté ne prend aucune part?

« Condillac, en niant les opérations de l'instinct et cherchant à les ramener aux fonctions rapides et mal démêlées du raisonnement, admettait implicitement l'existence d'une cause active, différente de la sensibilité ; car, suivant lui, cette dernière cause est exclusivement destinée à la production des divers jugements, soit que l'attention puisse en saisir véritablement la chaîne, soit que leur multitude et leur rapidité, chaque jour augmentées par l'habitude, en cachent la véritable source à celui qui s'observe lui-même. Il est donc évident qu'alors les mouvements vitaux, tels que la digestion, la circulation, les sécrétions des différentes humeurs, doivent dépendre d'un autre principe d'action.

« Mais, en examinant avec l'attention convenable les assertions de Condillac touchant les déterminations instinctives, on les trouve (du moins dans l'extrême généralité qu'il leur donne) absolument contraires aux faits ; et pour peu qu'on se soit rendu familières l'analyse rationnelle et les lois de l'économie animale, on voit ces mêmes déterminations se confondre, en effet, d'une part, avec les opérations de l'intelligence, et de l'autre, avec toutes les fonctions organiques; de sorte qu'elles forment une espèce d'intermédiaire entre les unes et les autres, et semblent destinées à leur servir de lien.

« Tous ces divers phénomènes peuvent-ils être ramenés à un principe commun? »

C'est après ce passage que Cabanis développe tous les avantages que l'humanité doit retirer de l'intérêt bien entendu et de la certitude que la morale va acquérir, une fois qu'elle s'appuiera sur l'analyse. Cette entreprise si hardie fut conduite avec une habileté consommée, et la chose en valait la peine; car on comprend l'influence qu'exercent sur les croyances, et même sur les opinions de la société, quinze ou vingt mille médecins qui pénètrent dans les familles des riches comme des pauvres, s'asseyent au foyer à titre d'amis et de bienfaiteurs, et entrent partout au moins comme savants. Cabanis sentit donc la nécessité de s'appuyer sur une autorité très-grave aux yeux des médecins : ce fut l'Institut qu'il associa à son œuvre. Laissons-le encore s'expliquer à cet égard dans l'introduction de son livre sur les *Rapports du physique et du moral :*

« C'est sans doute une belle et grande idée que celle qui considère toutes les sciences et tous les arts comme formant un ensemble, un tout indivisible, ou comme les rameaux d'un même tronc, unis par une origine commune, plus étroitement unis encore par le fruit qu'ils sont également destinés à produire, le perfectionnement et le bonheur de l'homme. Cette idée n'avait pas échappé au génie des anciens: toutes les parties de la science entraient pour eux dans l'étude de la sagesse. Ils ne cultivaient pas seulement les arts à cause des jouissances qu'ils procurent, ou des ressources directes que peut y trouver celui qui les pratique, ils les cultivaient aussi parce qu'ils en regardaient la connaissance comme nécessaire à celle de l'homme et de la nature, et les procédés comme les vrais moyens d'agir sur l'un et sur l'autre avec une grande puissance.

« Mais c'est au génie de Bacon qu'il était réservé d'esquisser, le premier, un tableau de tous les objets qu'embrasse l'intelligence humaine, de les enchaîner par leurs rapports, de les distinguer par leurs différences, de présenter ou les nouveaux points de communication qui pourraient s'établir entre eux dans la suite, ou les nouvelles divisions qu'une étude plus approfondie y rendrait sans doute indispensables.

« Vers le milieu de ce siècle, une confédération de philosophes formée au sein de la France, sous les yeux mêmes du despotisme, s'est emparée et de cette idée et de ce tableau. Ils ont exécuté (1) ce que Bacon avait conçu : ils ont distribué, d'après un plan systématique, et réuni dans un seul corps d'ouvrage les principes ou les collections des faits propres à toutes les sciences, à tous les arts. L'utilité de leurs travaux s'est étendue bien au delà peut-être des espérances qu'ils

---

(1) L'*Encyclopédie anglaise* existait déjà ; mais cet ouvrage n'est qu'un croquis informe du plan vaste de Bacon. — Note de Cabanis.

avaient osé concevoir : en dissipant les préjugés qui corrom-
paient la source de toutes les vertus, ou qui leur donnaient
des bases incertaines, ils ont préparé le règne de la vraie morale; en brisant d'une main hardie toutes les chaînes de la
pensée, ils ont préparé l'affranchissement du genre humain.

« La postérité conservera le souvenir de cette sainte confédération contre le fanatisme et la tyrannie; elle bénira les efforts de ces courageux amis de l'humanité; elle honorera des
noms consacrés par cette lutte continuelle contre l'erreur; et
parmi leurs bienfaits, peut-être comptera-t-elle l'établissement
de l'Institut national, dont ils semblent avoir fourni le plan.
En effet, par la réunion de tous les talents et de tous les travaux, l'Institut peut être considéré comme une véritable encyclopédie vivante; et, secondé par l'influence du gouvernement républicain, sans doute il peut devenir facilement un
foyer immortel de lumière et de liberté.

« Dans la classification des différentes parties de la science,
l'Institut offre avec raison à côté les unes des autres, et sous
un titre générique, celles qui s'occupent spécialement d'objets de philosophie et de morale. Mais il est aisé de sentir que
*la connaissance physique de l'homme en est la base commune;
que c'est le point d'où elles doivent toutes partir pour ne pas
élever un vain échafaudage étranger aux lois éternelles de la
nature. L'Institut national semble avoir voulu consacrer, en
quelque sorte, cette vérité d'une manière plus particulière, en
appelant des physiologistes dans la section de l'analyse des
idées; et votre choix même leur indique l'esprit dans lequel
leurs efforts doivent être dirigés.*

« Permettez donc, citoyens, que je vous entretienne aujour-
d'hui des rapports de l'étude physique de l'homme avec celle
des procédés de son intelligence ; de ceux du développement
systématique de ses organes avec le développement analogue
de ses sentiments et de ses passions : rapports d'où il résulte
clairement que la physiologie, l'analyse des idées et la morale,
ne sont que les trois branches d'une seule et même science,
qui peut s'appeler, à juste titre, *la science de l'homme.*

« Plein de l'objet principal de mes études, peut-être vous y ramènerai-je trop souvent; mais si vous daignez me prêter quelque attention, vous verrez sans peine que le point de vue sous lequel je considère la médecine la fait rentrer à chaque instant dans le domaine des sciences morales. »

Ainsi qu'on a pu déjà le pressentir par ce que j'ai dit plus haut, Cabanis eut un plein succès. Le terrain, il faut le dire, était admirablement préparé par les travaux physiologiques et pathologiques du siècle qui venait de s'écouler.

A côté de la triste et noble figure de Stalh, ce grand vengeur de la tradition médicale, apparaît sur le même plan le sévère Boerhave, médecin illustre, dont le nom était populaire dans toute l'Europe, et auquel des souverains écrivaient avec autant de déférence qu'Artaxercés en montra pour Hippocrate. Ce grand homme tomba dans les erreurs du cartésianisme, enseigna l'union *accidentelle* de l'âme et du corps dans l'homme (1), l'inutilité pour le médecin de se préoccuper de l'âme, dans l'idée qu'il se fait de la maladie (2). Puis, à propos des causes des maladies, il enseigna que la cause prochaine de la maladie se trouvait dans l'altération d'un solide ou d'un liquide ; que la maladie elle-même consistait dans l'état du corps qui empêche l'exercice d'une fonction quelconque, partant dans la lésion d'une partie (3); que, par conséquent, la cause prochaine et matérielle de la maladie est à peu près la même chose que la maladie elle-même. De là à l'idendité de la lésion et de la maladie, il y a à peine une distinction subtile. Ce qui le prouve, c'est que Boerhave *localisa* les maladies dans les parties liquides d'une part, et de l'autre dans les solides (parties similaires et parties organiques). L'é-

(1) *Institutiones medicæ in usus annuæ exercitationis domesticos digestæ*, ab Hermano Boerhave. Parisiis, ap. Guill. Cavelier, 1747. — « Principia et partes medicinæ, » pag. 10. — « Homo constat mente et corpore unitis, » § 27 en entier.

(2) Lit. cit., pag 363, § 696 : « Nec mentio animæ, etc. » Puis § 697 : « Proinde omnes morborum quorumcumque naturæ cognoscendæ et inveniendæ sunt in variis conditionibus diversimode affecti corporis bene observatis, enarratis, explicatisque. »

(3) Loc. cit., § 757, 696, 699.

cole organicienne, l'école de l'analyse n'eut pas grand effort d'invention à faire pour affirmer que la maladie et la lésion sont identiques, que la cause prochaine de la maladie et la maladie elle-même sont une seule et même chose, et enfin pour proclamer, en vertu de l'application de l'*analyse* à la médecine, le grand principe de la localisation des maladies. Seulement il leur a fallu soixante ans pour en arriver à la division de Boerhave, les uns voulant tout localiser dans les solides, les autres tout dans les liquides, et les plus conciliants admettant l'un et l'autre mode de localisation, sans pouvoir établir ni l'un ni l'autre : c'est l'histoire du solidisme et de l'humorisme modernes.

On peut comprendre par ce que je viens de dire que les idées de Cabanis venaient donner une forme à une chose déjà préparée, et que l'organicisme pathologique ou le matérialisme en pathologie existait plus qu'en germe.

Ce qui donna l'essor le plus brillant et un immense succès à cette erreur, ce fut le magnifique travail de Bichat sur les parties similaires (Anatomie générale), et sur les propriétés vitales. Il y eut dès lors autant de groupes de maladies qu'il y eut de parties dans le corps humain, et autant d'espèces de maladies dans chaque partie qu'il y eut de propriétés vitales susceptibles d'être altérées en plus, en moins, ou perverties. L'absence dans les liquides des propriétés vitales admises par Bichat, explique le solidisme exclusif de ses disciples ; aussi l'humorisme même moderne ne trouva-t-il quelque succès qu'auprès des purs iatro-chimistes et iatro-mécaniciens, que Bichat avait combattus.

Grâce aux travaux de l'école anatomique de Bichat et de l'école des anatomo-pathologistes, dont Corvisart fut le chef, l'organicisme physiologique et pathologique, c'est-à-dire le matérialisme médical, fut constitué et prit le nom d'organicisme, par opposition à l'animisme de Stalh et aux idées iatromécaniques et iatro-chimiques que Boerhave avait désavouées après les avoir enseignées jusque dans sa vieillesse. Je n'ai point fait mention dans cette suite de Glisson ni de Haller. Glisson ne mérite pas l'honneur d'une citation, et Haller est

... spiritualiste pour prendre place au rang des fauteurs de
... organicisme, bien que Bichat n'ait fait qu'appliquer ses
recherches sur l'irritabilité et la sensibilité, toutefois en les
faussant pour vouloir les étendre aux fonctions naturelles et
à tous les phénomènes de formation.

Cabanis put donc voir son œuvre accomplie et sa pensée
réalisée. Il put jouir du spectacle de la médecine, de la plus
nombreuse et de la plus influente des professions libérales,
vouée, en tout ce qui concerne son art, aux doctrines matérialistes. Il dut mourir sans regret de n'avoir point exécuté le
projet de médecine générale qu'il avait conçu (1). Quand le
matérialisme règne, il est prudent de ne pas trop l'exposer
dogmatiquement. Mieux vaut dissimuler et laisser croire que
l'on est de bonnes gens, point métaphysiciens, mais simplement observateurs, et avant tout amis de la vérité. Il n'y a
que la vérité qui marche sans masque, nue, comme on le dit.
Il en est autrement de l'erreur ; c'est pourquoi, pour la détruire, il faut la démasquer.

Nous avons fait suffisamment connaître le rôle qu'a joué Cabanis parmi les médecins, et l'influence qu'il a exercée sur
notre art. On se demande comment un pareil homme a pu
acquérir une si grande importance, car il a eu en médecine
la même importance que Bacon dans les sciences en général.
Pourtant Cabanis, athée fanatique, politique sans consistance,
moraliste absurde, métaphysicien superficiel, écrivain agréa-
ble quand il ne déclame point, physiologiste passable, médecin médiocre, philanthrope d'ailleurs, ne nous révèle dans sa
personne rien de ce qui fait les chefs de secte ; on n'y trouve
que l'étoffe d'un rhéteur. Entre Broussais et lui, il y a toute
la distance du génie au talent. Au milieu de ses erreurs,
Broussais a rendu de grands services à la médecine, tandis
que Cabanis a tout flétri, l'art comme la science. Cabanis
s'explique comme Bacon, par les influences extérieures, les
grands patronages, et ce que l'Église appelle dans sa langue
inimitable les *malheurs des temps*.

(1) Cabanis, *Révolutions et réforme de la médecine*, pag. 8.

Nous allons commencer cet examen par la physiologie : cela est naturel. En effet, tout enseignement médical, toute doctrine médicale, se composent de trois parties corrélatives, d'une physiologie, d'une pathologie et d'une thérapeutique. Ces trois sciences sont liées étroitement entre elles, et, de plus, elles ne sont que les déductions d'un principe supérieur qui définit la nature de l'homme. Il y a donc autant de physiologies différentes qu'il y a de solutions diverses du problème de la nature humaine. Donc, pour comprendre la physiologie d'un auteur, et apprécier les solutions qu'il donne, l'esprit des critiques auxquelles il se livre, il faut savoir ce qu'il pense de la nature de l'homme ; autrement on s'expose à ne pas comprendre ses idées. Il faut également savoir que généralement les auteurs se piquent de ne chercher que la vérité : c'est assurément une bonne intention, mais ce n'est pas une raison pour les croire sur parole, ainsi qu'on va le voir par l'examen de la physiologie enseignée à la Faculté de Paris par M. Bérard.

EXAMEN

DES DOCTRINES MÉDICALES

DE L'ÉCOLE DE PARIS.

PREMIÈRE PARTIE

PHYSIOLOGIE (1).

DE LA NATURE DE L'HOMME.

« L'homme, dit M. Bérard (1), est un *mammifère monodelphe, bimane.* » Telle est la grande pensée au service de laquelle ce professeur s'est consacré tout entier et dont son cours n'est que le développement ; car il y a de l'unité dans son enseignement. M. Bérard n'est pas homme à reculer devant ce qu'il considère comme la vérité, témoin l'épigraphe de son livre : « *Boni viri nullam oportet causam esse præter veritatem* (Haller). »

L'homme est un *mammifère,* c'est-à-dire un animal dont la femelle est vivipare et allaite ses petits ;

Ce mammifère est *monodelphe,* c'est-à-dire que le fœtus humain, pourvu d'un placenta, subit dans l'utérus toutes les phases de son développement ;

(1) *Cours de physiologie,* fait à la Faculté de médecine de Paris, par M. Bérard, professeur de physiologie. Paris, Labé, éditeur, 1848, tome I, p. 363.

Ce mammifère monodelphe est *bimane*, c'est-à-dire qu'il a deux mains, et qu'il est le seul mammifère qui soit dans ce cas. « L'homme est donc un mammifère monodelphe, bimane. Je pense, avec M. Requin, ajoute notre auteur (1), que la définition pittoresque donnée par les naturalistes est préférable à celle empruntée à l'ancienne scolastique : *l'homme est un animal raisonnable;* ou à la définition proposée par M. de Bonald et reproduite par Béclard dans son *Anatomie générale :* l'homme est une intelligence servie par des organes. »

M. Bérard a bien pensé que cette manière de comprendre l'homme ne conviendrait pas à tout le monde, mais il a prévu l'objection. « Que l'idée de donner une place à l'homme dans la série zoologique ait choqué certains littérateurs, il n'y a peut-être pas lieu de s'en étonner; mais qu'un physiologiste se soit refusé à considérer l'homme comme un animal, et qu'il ait prétendu en faire un être tout à fait à part dans la création, c'est ce qui paraîtra plus difficile à concevoir à qui aura suivi quelques leçons d'anatomie (2). »

J'ai quelques réflexions à soumettre à M. Bérard au sujet de ces *littérateurs* dont il se moque avec une pitié contenue. Nous sommes d'accord sur ce point qu'un homme de bien ne peut soutenir que la vérité; mais cela ne suffit pas à l'homme de bien : en soutenant ce qu'il croit être la vérité, il faut qu'il le fasse avec bonne foi et sincérité. Or, la première condition de la bonne foi et de la sincérité, c'est de ne pas travestir soit ses adversaires, soit leurs opinions de manière à les rendre méconnaissables.

Or, quels sont les *certains littérateurs* dont se raille M. Bérard? c'est, d'une part, la tradition à peu près universelle du genre humain, et, d'autre part, l'enseignement chrétien. Comment les reconnaître sous le titre de *certains littérateurs?* Les élèves qui suivent les leçons du professeur de physiologie ne se douteront certainement pas des adversaires auxquels il fait allusion. Peut-être même s'imagineront-ils qu'il s'agit uni-

(1) Page 363.
(2) Loc. cit., pag. 361.

quement de Berkeley, qui niait l'existence des corps ; et, à la
faveur de ce malentendu, la critique de M. Bérard paraîtra
seulement *sientifique*. Or, si l'on doit la vérité à tout le monde,
on la doit encore d'une manière plus spéciale à la jeunesse,
surtout lorsqu'on l'instruit au nom de la société. Il faut donc
avec elle être clair et franc en toutes choses. L'habileté, les
tactiques, sont absolument proscrites de l'enseignement, puisqu'elles ne peuvent avoir qu'un résultat, d'abuser de la confiance pour tromper l'inexpérience. Tel n'a certainement point
été le but de M. Bérard; mais je devais lui signaler ce danger
des expressions impropres.

Autre réflexion : ceux (et je suis de ce nombre) que l'idée
de donner une place à l'homme dans la série zoologique a
choqués et choquera toujours, les physiologistes qui se refu-
sent à considérer l'homme comme un pur animal, et qui ont
prétendu en faire un être tout à fait à part dans la création,
me paraissent très-faciles à comprendre, même à qui aura
suivi beaucoup de leçons d'anatomie.

Pourquoi les scolastiques, d'accord avec tous les hommes
sur ce point, ne veulent-ils point donner une place à l'homme
dans la série zoologique? La réponse à cette question nous
dira pourquoi ils font à l'homme une place à part dans la
création, sans en faire *un être tout à fait à part dans la création*, comme l'insinue le doyen de l'école de Paris.

L'homme est un *esprit* substantiellement uni à un corps,
et cette union constitue la personnalité de chaque homme. Or,
placer un esprit dans la série zoologique, ce serait enfrein-
dre les lois de la logique. En effet, non-seulement l'homme
est un esprit, mais un esprit subsistant par lui-même indépendamment du corps qu'il anime, comme cela arrive à la
mort. L'homme donc appartient à la série des esprits, et non
à la série des animaux. Il est esprit par la différence prochaine, animal par le genre. Or, depuis quel temps peut-on
supprimer la différence prochaine dans une définition ! Voilà
une des mille raisons pour lesquelles on est choqué de voir
l'homme inscrit sur le tableau des animaux.

Quant à la place à part que l'homme occupe dans la création, rien de plus simple. D'un côté, nous trouvons la hiérarchie des esprits purs, de l'autre, la hiérarchie des corps. Or, l'homme seul est à la fois esprit subsistant et corps; donc l'homme occupe une place à part dans la création, et cette place à part c'est le milieu. C'est ce qui faisait dire aux anciens qu'il est un microcosme dans le macrocosme.

Notre doctrine est, comme on le voit, facile à comprendre. Nous allons étudier comment M. Bérard l'attaque dans le chapitre suivant :

DES ACTIONS DANS L'HOMME ET LES ANIMAUX (1).

« Ce sujet, dit-il, est difficile à traiter, et presque tous les écrits sur cette matière sont empreints d'exagération dans un sens ou dans un autre.

« Ce n'est pas dans les actions organiques ou végétatives que nous trouverons des différences; ici, l'homme fonctionne comme le premier mammifère venu. C'est dans les manifestations intellectuelles et morales, et surtout dans les premières, que nous devons chercher les traits saillants de ce parallèle.

« J'ai déjà cité ce mot de Buffon : *que s'il n'y avait pas d'animaux, la nature de l'homme serait encore plus incompréhensible*. En envisageant ici cette pensée sous un autre point de vue, je dirai qu'il eût été à désirer, pour le triomphe de certaines doctrines, qu'entre l'homme et la plante il n'eût rien existé: on eût pu proclamer alors que l'homme est un être à part dans la création, et le phénomène de la pensée eût creusé entre lui et les autres espèces vivantes un abîme infranchissable; mais, en voyant à côté de l'homme des êtres qui sentent comme lui, qui se souviennent, qui jugent, qui aiment, qui haïssent, qui désirent, qui veulent, on ne sait plus où prendre le caractère distinctif *de la nature de l'homme.* »

Ici le professeur de physiologie devient plus clair. Il ne raille plus *certains littérateurs*, il plaint *certaines doctrines :* nous avançons.

(1) Loc. cit , pag. 370.

Puisque M. Bérard insiste sur l'idée singulière que *certaines doctrines* ont avancée sur l'homme, je dois ajouter que le plus singulier dans tout cela est de voir un homme haut placé dans l'enseignement ignorer absolument ces doctrines. Que disent-elles en effet? que dans la création tout a été fait avec ordre (*omnia cum numero, pondere et mensura disposuisti*). Or, quelle est la condition naturelle de l'ordre entre des êtres différents? c'est la hiérarchie. Il fallait donc une hiérarchie des esprits, une hiérarchie des corps, et, entre les deux, le chef-d'œuvre, la perfection de cette hiérarchie, un être qui réunît dans sa personne un esprit uni à un corps. La hiérarchie des êtres fait donc comprendre l'homme, et Buffon a eu raison de dire que l'homme serait encore plus incompréhensible s'il n'y avait pas d'animaux. Il aurait pu ajouter que l'homme, sans son corps, n'aurait rien pu comprendre clairement, attendu que cet esprit n'est point doué de l'intuition pure. Les regrets de M. Bérard sont en vérité fort regrettables pour lui.

Quant au caractère distinctif *de la nature de l'homme*, qui devient insaisissable pour l'honorable professeur, je crois qu'il y a encore là une erreur dans ses appréciations, qu'il pourrait facilement réfuter à l'aide de la doctrine qu'il combat. Du reste, il est intéressant de voir comment un homme de son talent tourne la difficulté, et quels pauvres arguments il invoque en faveur de sa définition, non pour jouir du triste spectacle d'une intelligence qui s'égare, mais pour faire apprécier l'enseignement que reçoit la jeunesse.

« Vous voyez, messieurs (c'est le professeur qui parle), la question qui se présente ici : *L'essence de la pensée, son mécanisme, sont-ils les mêmes chez la brute et chez l'homme, et la seule différence gît-elle dans l'étendue de l'intelligence, le nombre, la complication des opérations mentales?* ou bien : *la pensée a-t-elle été refusée aux brutes, et forme-t-elle l'apanage exclusif de l'homme* (1)? »

Il y a ici deux questions fort distinctes que M. Bérard pa-

(1) Loc. cit., pag. 370.

raît confondre en une seule. La solution de l'une ne donne
nullement la solution de l'autre. Cela va rendre l'exposition
confuse; mais tout s'éclaircira.

« Sur la solution à donner à cette question, la doctrine de
la métempsycose n'admettait pas de doute, et lorsque Pythagore avança qu'il avait été *coq* et ses parents *cochons*, il ne
croyait pas sans doute à des différences fondamentales entre
la psychologie de l'homme et celle des animaux (1). »

Cela prouve tout simplement que Pythagore croyait à l'u-
nion *tout accidentelle* de l'âme et du corps, et regardait ce
dernier comme une prison, un lieu d'expiation. Ce sont deux
erreurs de Pythagore.

« D'autres philosophes professèrent une opinion différente
sur cette matière : admettant la pluralité des âmes chez un
même individu, ils donnèrent à l'homme une âme raisonnable et la refusèrent aux animaux, qui durent se contenter
d'une âme sensitive (2). »

Cela signifie que ces philosophes n'admettaient point que
les animaux fussent doués de raison comme l'homme, et,
sous ce rapport, ils avaient raison. Ils avaient tort d'admettre
plusieurs âmes à la fois dans la même personne ou dans le
même animal, et de faire une âme à part de chaque faculté
générale des âmes. Cela ne prouve rien contre la distinction
de l'homme et des animaux par la pensée.

« Le célèbre auteur de l'automatisme des brutes leur refusa
toute opération intellectuelle. »

M. Bérard oppose à Descartes la fable de La Fontaine :

> . . . . Ils disent donc
> Que la bête est une machine (3).

« Il est curieux, ajoute-t-il, de voir La Fontaine donner ensuite aux animaux une dose d'intelligence à peu près semblable à celle que l'on reconnaît aux enfants, comparaison que
Cuvier devait reproduire plus tard

(1) Loc. cit., p. 371.
(2) Loc. cit., p. 371.
(3) Ibid.

« Après les vers de La Fontaine et même la prose de Voltaire, on est quelque peu étonné de voir l'illustre Buffon refuser encore la *pensée* aux animaux. N'a-t-il donc pas vu qu'il
se réfutait complétement lui-même dans ces pages éloquentes
où il traçait l'histoire naturelle du chien et celle de l'éléphant?
Peut-être Buffon, qui avait eu quelques démêlés avec la Sor-
bonne, lui avait-il fait cette concession, afin qu'on ne le tour-
mentât pas trop à l'occasion de sa théorie de la terre (1). »

Cela prouve le profond mépris de M. Bérard pour le caractère de Buffon, dont il fait un hypocrite et un lâche.
Cabanis explique de la même manière la croyance de Stalh
à l'existence de l'âme. Quelle moralité ! Mais cela ne résout
nullement la question proposée. Arrivons à l'opinion du professeur.

« La tournure que prend cette discussion vous a fait pressentir l'opinion que je professe. Je reconnais avec Cuvier
*qu'on aperçoit dans les animaux supérieurs un certain degré
de raisonnement, avec tous ses effets bons et mauvais, et qui
paraît être à peu près le même que celui des enfants lorsqu'ils
n'ont pas encore appris à parler.* Il suffit d'observer les espèces qui vivent autour de nous pour se convaincre que les
bêtes ont de l'intelligence, et, si cette démonstration n'était
pas suffisante, un chasseur expérimenté pourrait se charger
de la compléter. A ce point de vue, l'auteur anonyme des
Lettres sur les animaux avait raison de dire que c'est dans
les bois qu'il faut faire son cours de philosophie (2). »

Il est difficile de suivre M. Bérard à travers les ambages
de la double thèse qu'il soutient à la fois. Nous commencerons
donc par reconnaître qu'il nie avec raison l'automatisme des
brutes; mais il semble ne le faire que pour assimiler plus facilement l'homme aux animaux. Son opinion, qui d'ailleurs
est celle de Cuvier, n'est point une opinion nette. Il est impossible d'admettre cette comparaison entre un animal supérieur quelconque et un enfant qui n'a point encore appris à

(1) Loc. cit., p. 372.
(2) Ibid.

parler. Des naturalistes ont, il est vrai, prétendu que l'homme, dans son développement embryonnaire, passait successivement et transitoirement par des phases d'organisation dont les types se retrouvent à l'état permanent dans la série des espèces animales. Dans cette hypothèse, l'enfant offrirait donc transitoirement le degré d'intelligence qui caractérise les animaux supérieurs à l'état adulte. On a soin d'ajouter un *à peu près* qui rend le parallèle fort élastique. Ce qu'on peut dire, c'est que l'enfant, qui n'a pas encore appris à parler, peut déjà penser, et que les animaux ne pensent jamais. Ce serait donc, suivant ces auteurs, la parole qui distinguerait l'homme adulte des animaux. Pourquoi alors M. Bérard n'a-t-il pas défini l'homme un *mammifère monodelphe qui parle*, au lieu de prendre pour caractère différentiel les deux mains, qui nous mettent, en bonne conscience, au-dessous des singes, qui en ont quatre, car la main est plus *noble* que le pied.

M. Bérard a eu ses raisons pour nous définir des bimanes, au lieu de faire de nous des animaux parlants. La parole est pourtant un caractère de quelque valeur, surtout quand ce caractère appartient exclusivement à notre espèce, mais cela eût entraîné M. Bérard là où il ne voulait point aller.

Du reste, je proteste de toutes mes forces contre l'assimilation de l'enfant avec l'animal supérieur. Je vois de suite dans cette comparaison un abîme d'erreurs, et, en la sondant, **un abîme de crimes.**

Un enfant pense avant de parler ; il se parle à lui-même avant de parler aux autres. Qu'est-ce donc qu'un enfant qui n'a point encore appris à parler ? à quel âge peut-on le comparer à un animal ? Quels sont, en outre, *tous ces effets bons ou mauvais* du certain degré de raisonnement dont jouissent les animaux supérieurs ? Les animaux supérieurs auraient donc la connaissance du bien et du mal, si cette phrase a un sens, ce dont on ne saurait douter quand c'est Cuvier qui parle. Or, c'est là une énormité, une absurdité, avancée sans la moindre preuve. Mais il nous faut citer jusqu'au bout l'argumentation de M. Bérard.

« En rejetant la doctrine de l'automatisme des brutes, je

n'ai fait qu'un premier pas dans la solution du problème qui nous occupe. La question de la psychologie comparée de l'homme et des animaux va se poser de nouveau, et plus difficile à résoudre que la première fois.

« *Les animaux, dans leurs opérations mentales, mettent-ils en jeu toutes les facultés que les physiologistes nous attribuent? Ont-ils toutes ces facultés?*

« A mon avis, la détermination des facultés primitives de l'entendement est chose trop arbitraire et trop incertaine pour servir de base à un parallèle entre les animaux et l'homme. Certains actes des brutes témoignent non-seulement de la faculté de comparer, mais de la faculté d'abstraire et de généraliser. Quant à la réflexion, je ne sais si nous sommes bien autorisés à la leur refuser, même en la définissant comme a fait M. Flourens : *L'animal, dit-il, ne sort jamais du physique; j'agis sur lui, mais par des coups, par des cris, par le son de ma voix, par des gestes, par des caresses, etc. Il ne s'élève jamais jusqu'au métaphysique. Il a des sensations, et il n'a pas des idées; il a l'intelligence et il n'a pas la réflexion... Mais qu'est-ce que la réflexion? Je définis la réflexion l'étude de l'esprit par l'esprit, la connaissance de la pensée par la pensée; l'étude de la pensée par la pensée est le monde métaphysique, et ce monde est propre à l'homme... l'homme seul comprend son intelligence et se juge lui-même, et c'est par là qu'il est moral.* On peut objecter à ces propositions que, si nous voyons ce qui se passe dans notre intelligence, nous ne voyons nullement ce qui se passe dans l'intelligence des brutes, et que nous ne sommes pas juges compétents de leurs opérations mentales (1).

« Encore une fois, ce n'est pas dans la possession exclusive de telle ou telle faculté bien délimitée, ce n'est pas par la na-

---

(1) Pour ne pas interrompre la citation, je ferai remarquer dans cette note que M. Bérard affirme quelques lignes plus haut en *juge compétent* : « Certains actes des brutes témoignent non-seulement de la faculté de comparer, mais de la faculté d'abstraire et de généraliser. » Comment M. Bérard a-t-il vu cela, lui qui prétend que nous ne voyons pas dans l'intelligence des brutes?...

ture, mais par l'étendue de son intelligence, que l'homme l'emporte sur les autres espèces animales. A ce point de vue. sa part n'est-elle point assez belle? L'homme a inventé des signes pour donner un corps à ses abstractions, pour transmettre ses idées et les conserver. Il est nu et cependant cosmopolite, parce que son industrie lui a fourni le vêtement et le feu. Il n'a ni dents puissantes ni ongles acérés, et cependant il a subjugué toutes les espèces animales : il est faible, mais il a mis à contribution les muscles des brutes et inventé les machines. L'homme a la notion du *juste* et de l'*injuste ;* il est essentiellement sociable, et ce besoin de *communier* (1) avec les autres hommes, cet amour de son semblable, il l'étend au delà du cercle de sa famille. au delà même des limites de sa patrie, où il trouve encore des frères.

« Enfin, la *raison* et une *perfectibilité* presque indéfinie forment les traits les plus saillants de la psychologie humaine.

    « Les jeunes gens me disent : Tout chemine.
    « A petit bruit chacun lime ses fers,
    « La presse éclaire et le gaz illumine.
    « Et la vapeur vole aplanir les mers (2).
                « BÉRANGER. »

Ainsi que je l'ai déjà fait remarquer, M. Bérard accorde les mêmes facultés morales et intellectuelles à l'homme et aux animaux : seulement à un degré inférieur dans ceux-ci. Mais. en y faisant la plus simple attention, on voit que M. Bérard ne connaît nullement la valeur des mots dont il se sert, qu'il donne aux brutes la faculté de comparer, d'abstraire et de généraliser. Cette assertion méritait bien quelques développements et quelques preuves : car, si les animaux font des

(1 M Bérard, qui n'est point saint-simonien. devrait bien ne pas parler le langage de cette secte. Il sait comme nous qu'en *français* communiquer n'est pas plus synonyme de *communier*. que reliure de *religion*. Un blasphème *ex cathedra* est toujours un malheur pour celui qui le profère et pour ceux qui l'écoutent.

(2) Loc. cit., p. 575

abstractions et des généralisations, c'est-à-dire des actes purement spirituels, il faut leur reconnaître une âme spirituelle subsistante comme celle de l'homme. L'honorable professeur doit savoir que tout être agit conformément à sa
nature, que, partant, la nature d'un être nous est dévoilée
par ses actes, que, par conséquent, un acte spirituel indique
une nature spirituelle. Pauvres matérialistes ! pour refuser
une âme immortelle à l'homme, ils en donnent aux animaux !
Il est juste d'ajouter que M. Bérard ne paraît pas très-expert
en psychologie, et qu'il est probable qu'il a écrit *abstraire,
généraliser*, comme il aurait dit autre chose ; car, plus bas,
il dit que la *raison* forme un des traits les plus saillants de la
psychologie humaine. Il s'imagine probablement qu'un être
capable d'abstraire et de généraliser n'est pas doué de raison ! Mais quittons ces fantaisies pour en aborder d'autres.

Pour faire passer sa théorie de l'homme-animal ou de l'a-
nimal-homme, M. Bérard énumère nos avantages. Dans cette
énumération, nous ne relèverons qu'un trait, parce qu'il est
caractéristique.

« Cet amour de son semblable, l'homme l'étend au delà du
cercle de sa famille, au delà même du cercle de sa patrie, où
il trouve encore des frères. »

On pourrait penser, d'après cela, que M. Bérard croit à la
fraternité humaine. Mon Dieu ! je n'en sais rien. Il paraît y
croire comme aux abstractions, aux généralisations intellectuelles des brutes. Il aura entendu chanter : *Les peuples sont
pour nous des frères*, et il a répété ce refrain à son cours
pour montrer que la doctrine de l'homme animal se rattache
aux idées libérales.

La jeunesse, après cela, s'imagine que le dogme de la fra
ternité humaine est un produit de ces enseignements matérialistes qu'elle reçoit, tandis que le matérialisme est l'ennemi
acharné de ce dogme. M. Bérard vient de le proclamer pour
se faire pardonner son assimilation de l'homme et de la brute.
Mais patience ! il va prendre sa revanche et montrer que le
dogme de la fraternité humaine ne peut être admis que par
les ennemis de la liberté de penser. Il va montrer qu'il existe

une foule d'espèces humaines ; que l'idée d'un couple unique, comme origine de l'humanité, est une extravagance ; que, par conséquent, la fraternité humaine est une sottise, car la fraternité suppose une communauté d'origine. Tout, dans cet enseignement, est contradictoire ; mais toutes ces contradictions se concilient dans la haine de la vérité et de la tradition.

Je continue donc l'exposition de cette doctrine :

DE L'HOMME ET DES RACES HUMAINES (1).

« J'ai terminé dans la séance dernière (c'est M. Bérard qui parle) la partie purement descriptive de l'histoire des races humaines. Cette histoire vous a montré que les diverses nations qui peuplent le globe sont loin de se ressembler, et que depuis les temps historiques jusqu'à nos jours elles ont été différentes les unes des autres. Le problème éthnologique qui se pose ici est de déterminer si toutes ces formes d'organisations ne sont cependant que des modifications d'un seul type primitif, ou s'il y a eu originairement plusieurs races distinctes, qui dans ce cas pourraient porter le nom d'*espèces*.

« En admettant que tout dérive d'un même type, il faut s'en prendre aux climats, à l'influence de la civilisation ou de l'état de sauvage, pour expliquer les nuances qui distinguent les hommes des différents pays. »

On croirait d'après ce dernier passage que M. Bérard va étudier l'influence que peut exercer la civilisation sur la production des modifications que l'homme présente dans son organisation en différentes contrées du globe. Pas le moins du monde. Cet habile professeur laisse de côté la question de la civilisation pour n'examiner que la question de climat, et encore dans celle-ci ne considère-t-il que la température, et comme on ne peut point expliquer les différences de coloration par la température seule, il se croit autorisé à conclure qu'il y a une foule d'*espèces humaines*. C'était la conséquence logique de sa classification des Monodelphes.

(1) Loc. cit., p. 453.

« Dans la section des Monodelphes, avait-il dit précédemment (1), les hommes forment un *ordre* dont j'indiquerai dans un instant le caractère, et dans cet ordre il n'y a qu'un seul *genre*, le genre homme. La plupart des naturalistes ajoutent que dans ce genre il n'y a qu'une *espèce;* mais je ne pourrais les imiter ici sans résoudre à l'avance ce que je dois plus tard mettre en question. »

Voici la solution à laquelle M. le doyen est arrivé :

« Après cet exposé critique, je suis obligé de vous faire l'aveu que je n'ai ni les éléments ni les convictions nécessaires pour déterminer avec précision quels sont, parmi les types dont je vous ai fait la description, ceux qui sont primitifs et ont droit à être élevés au rang d'espèces, et ceux qui ont pu naître du mélange ou de la déviation de ces espèces. Il en est pourtant sur lesquels je n'hésiterai pas à me prononcer : le type éthiopien proprement dit, le mongol, l'arabe, le scythique (et sous ce nom je comprends les tribus blondes), le caucasien, le polynésien, le colombien ou indigène de l'Amérique du Nord, sont sans doute primitifs. Je dirai plus, c'est qu'en cherchant à faire une élimination parmi les autres groupes, je serais fort embarrassé pour motiver l'exclusion que je prononcerais. Si le Celte, le Pélasge, l'Hindou, le Kourilien, le Pathagonien, l'Austrasien, etc., ne sont pas des espèces, il faut que vous en fassiez des métis ou des produits de la déviation de quelques autres types! C'est mettre à la place d'une hypothèse une hypothèse peut-être moins vraisemblable.

« N'affichons pas la prétention d'apporter une précision rigoureuse dans un sujet qui ne la comporte pas. Les titres d'origine des races sont perdus dans la nuit des temps ; il n'appartient ni à l'histoire, ni à la linguistique, ni à l'étude des anciens monuments de nous les restituer complétement. De ce qu'il y a quelques rapports entre la langue que je parle et le sanskrit, etc., et de ce qu'on aurait trouvé un établissement kimrique dans les hautes vallées du Caucase, je ne me

____

(1) Loc. cit., p. 362.

croirais pas autorisé à tirer cette conclusion que les Hindous
et moi ayons eu les Géorgiens pour parents communs ; et sur
ce que l'on aura saisi certains rapports entre le vocabulaire
des Polynésiens et celui des Caraïbes, je ne prononcerai pas
l'identité d'origine entre les insulaires de la mer du Sud et
les tribus américaines.

« Je compare les éthnologistes qui, par l'étude des monuments anciens, se flatteraient de nous faire assister aux premières phases de l'humanité, à des géologues qui voudraient
juger de la structure du centre de la terre par l'examen des
excavations microscopiques que la main du mineur pratique
dans la couche corticale du globe. Les premiers ne remontent
pas plus haut dans les événements passés que les seconds ne
s'enfoncent dans les entrailles de la terre ; les uns nous ra-
content les événements d'hier, les autres ne dissèquent que
l'épiderme de notre planète. Combien de milliers d'années
avant que les hommes aient institué les archives dans lesquelles on fouille ? Encore une fois, en qualité d'anatomiste et
de physiologiste, j'ai dû accorder la préférence aux caractères tirés de l'organisation (1). »

Comme je veux, avant tout, faire connaître la nature et la
portée de l'enseignement de l'école, je me bornerai à quelques-uns des arguments que M. Bérard émet en qualité d'a-
natomiste et de physiologiste.

ARGUMENTS CONTRE L'EXISTENCE D'UN COUPLE UNIQUE (2).

. . . .

« Je ne crois pas nécessaire de prolonger la discussion relative à la cause de la couleur, et je répéterai avec Voltaire :
*Le blanc qui le premier vit un nègre fut bien étonné, mais le
raisonneur qui soutient que ce nègre venait d'une paire blanche m'étonne bien davantage.* »

. . . .

(1) Loc. cit., p. 475-476.
(2) Ibid., p. 459.

« La plupart des auteurs qui ont médité ou écrit sur l'ethno-
logie ne peuvent se familiariser avec l'idée que les peuples
soient autochtones ou aborigènes. Comme il leur répugne
d'admettre qu'ils aient pris naissance là où ils les observent,
ils les font venir d'ailleurs, par de longues migrations, comme
si le problème, pour être déplacé, n'en restait pas moins avec
toutes ses difficultés. Ils supposent donc un centre de création,
une montagne, par exemple, d'où, en changeant de couleur
ou de forme, suivant les climats qu'ils auraient parcourus, les
hommes se seraient irradiés sur tous les points du globe.
Singulière idée de mettre le berceau des hommes sur des
sommets arides (1), où aujourd'hui des bouquetins seuls
trouvent à vivre ! Pourtant, l'opinion que les peuples sont
pour la plupart autochtones a pour elle d'assez nombreux partisans, parmi lesquels on citerait quelques autorités. Elle a
été appuyé par Desmoulins. Un spirituel géologue, M. Ra-
mond, a écrit : « Au temps de la manifestation de la puis-
« sance créatrice, celle-ci a répandu *à la fois, dans toutes les*
« *parties de notre planète*, des types dont l'organisation est
« assortie à la condition physique de chaque localité » (*le spirituel géologue y était sans doute*). Dans une discussion que
la question de l'unité de l'espèce humaine avait soulevée au
sein de la Société ethnologique, M. Vivien, repoussant l'opinion de ceux qui, pour peupler l'Amérique, y conduisent des
tribus de l'ancien monde, s'écriait : « Autant vaudrait-il dire
« que l'herbe qui croît aux rives de l'Amazone provient de
« celle qui couvre les flancs de l'Altaï. — *Pourquoi pas?* » *lui
aurait répondu un élève après son premier cours de botanique*. Déjà, dans le siècle dernier, un célèbre philosophe avait
écrit : « Le même pouvoir qui a fait croître l'herbe dans les
« campagnes de l'Amérique y a pu mettre aussi des hom-
« mes (2). » Sans doute, monsieur le philosophe, un pouvoir
peut, mais en philosophie, *a possibile ad actum non valet
consequentia*.

(1) L'idée appartient tout entière à M. Bérard.
(2) Loc. cit., p. 462.

Quelles autorités !

Pour plaider contre l'existence d'un couple unique, M. Bérard est forcé de nier la base même de la zoologie, l'*espèce !*

« Il reste, à la vérité (1), cet argument (décisif aux yeux de certains naturalistes) : *Les produits du mariage entre les individus de races différentes sont féconds, et indéfiniment féconds dans la famille humaine.* Mais analysons un peu cet argument; le voici dans sa plus simple expression : *Seront de la même espèce tous les individus qui, en s'unissant, pourront donner naissance à des métis féconds et dont les descendants seront féconds eux-mêmes; la copulation, entre tous les individus dans le genre homme, donne des produits féconds : donc tous les hommes appartiennent à une même espèce.* Raisonner de cette manière, cela s'appelle tout simplement faire une pétition de principes (2). Nous n'avons aucune preuve que des espèces voisines, quoique originairement distinctes, ne puissent ou n'aient pu donner ensemble des produits féconds (3). L'analogie plaiderait même contre cette exclusion, car on peut supposer que la nature procède ici par graduation comme dans toutes ses opérations (4). Ainsi, lors de l'union entre individus d'*espèces différentes,* on pourrait observer (5) toutes les conséquences que je vais dire : 1° tantôt, les espèces étant trop éloignées les unes des autres, il n'y aurait aucun produit; 2° tantôt il y aurait un produit métis, mais ce métis serait stérile : tel est le mulet provenant du commerce de l'âne avec la jument; 3° tantôt les métis seraient féconds, mais la faculté de se reproduire s'éteindrait comme on l'observe quand on unit certains oiseaux d'espèces différentes; 4° tantôt enfin (et je propose formellement l'admission de cette quatrième éventualité), les métis seraient féconds ainsi que leur descendance. Ce cas, les *espèces humaines* le

---

(1) Loc. cit., p. 463-464.

(2) Cela me paraît au contraire un syllogisme en règle.

(3) Avez-vous des preuves qu'elles en aient donné?

(4) Ce que vous appelez graduation, c'est la confusion. La nature ne procède jamais ainsi. *Immutabiles sunt rerum essentiæ.*

(5) Cet *on pourrait observer* ne saurait remplacer des observations.

réalisent, et peut-être ne jouissent-elles pas seules de ce privilége (1). Il n'est point prouvé, par exemple, que toutes nos
variétés de chiens soient la dégradation, la déviation d'un
seul type, qu'il n'y ait pas eu originairement plusieurs
espèces (2). On dit (5), et ici la chose serait bien autrement
concluante, on dit que tout le gros bétail, dans les fermes
transalléghaniques de la confédération américaine, est une
espèce nouvelle provenant de l'union du bison américain
avec notre bœuf européen. Or, ce qui me fait dire que le fait
(*s'il était un fait*) serait bien autrement concluant, c'est qu'on
attribue deux côtes de plus à ce bison américain, déjà si diffé-
rent de notre bœuf par ses formes, et notamment celles de la
tête et du crâne. Je laisse à Desmoulins la responsabilité du
fait anatomique que je viens de citer (4). Du reste, la valeur
du mot *espèce* est encore trop mal déterminée en zoologie pour
que nous ayons placé le débat sur ce terrain (5) ; nous avons
posé différemment la question, nous nous sommes demandé si
les différences observées aujourd'hui, et depuis les temps historiques, entre les races humaines, avaient toutes été produites par l'influence des climats, du genre de vie, de l'état
de civilisation ou de barbarie, et nous avons conclu négati-
vement. »

M. Bérard se trompe ; il a parfaitement posé la question de
l'unité ou de la pluralité des *espèces* dans le *genre* homme,
ordre des bimanes. L'argument qui va suivre ne laisse aucun
doute à cet égard, pas plus que sur l'esprit et les intentions
du professeur.

« Quant à la preuve qu'on prétendrait tirer de ce que la
croyance à un couple unique se retrouve chez tous les peu-

---

(1) Quel privilége ! d'être composées de monstres. A qui M. Bérard pro-
pose-t-il cette éventualité ?

(2) Le contraire est-il prouvé ?

(3) Molière dit que *on* est..... sans autorité.

(4) L'argument me paraît bien malade.

(5) Nous y voilà ! on a reculé devant la vérité, il faut successivement reculer devant chaque vérité particulière. Quand la dominante est fausse, toute
la gamme s'en ressent.

ples de la terre, cet argument et les autres considérations *my-thiques* qui lui ressemblent ont été bien judicieusement appréciés par M. de Humboldt : « Nous ne connaissons, dit-il, ni historiquement ni par aucune tradition certaine, un moment où l'espèce humaine n'ait pas été séparée en groupes de peuples... des légendes isolées, se retrouvant sur des points très-divers du globe sans communication apparente, font descendre le genre humain tout entier d'un couple unique. Cette tradition est si répandue, qu'on l'a quelquefois regardée comme un antique souvenir des hommes ; mais cette circonstance même prouverait plutôt qu'il n'y a là aucune transmission réelle d'un fait, aucun fondement vraiment historique, et que c'est tout simplement l'identité de la conception humaine qui a conduit les hommes à une explication semblable d'un fait identique. » Il ajoute plus loin : « Ce qui montre encore dans les traditions dont il s'agit le caractère manifeste de la fiction, c'est qu'elle prétend expliquer d'une manière conforme à l'expérience de nos jours un phénomène en dehors de toute expérience, celui de la première origine de l'espèce humaine (1). »

« Je ne puis supposer, dit M. Bérard à la suite de cette citation de Humboldt, qu'un esprit dégagé des préjugés et des entraves que certaines considérations extra-scientifiques pourraient mettre à la liberté de la pensée conserve des doutes sur la pluralité primitive des types humains. »

Je pourrais de suite démontrer à M. Bérard qu'il est engagé dans des préjugés et des entraves que certaines considérations extra-scientifiques mettent à la liberté de la pensée. J'aime mieux compléter immédiatement la doctrine de *l'homme-animal* par la profession de foi de ce professeur.

« Comment faut-il donc entendre le vitalisme, dit M. Bérard (2)? Voici ma profession de foi à cet égard.

« Si on veut se borner à dire qu'*un arrangement particulier de la matière, tel que nous le voyons dans les êtres organisés,*

(1) Page 462-463.
(2) Page 119, 120, 121, ouvrage cité.

a la propriété de donner naissance à des phénomènes que ni la chimie, ni la physique, ni la mécanique, ne nous expliquent complétement dans l'état actuel de nos connaissances, je reconnaîtrai, je proclamerai cette propriété des êtres vivants ; je lui donnerai même, si l'on y tient, le nom de *propriété vitale,* quoique le nom de *propriété organique* lui eût mieux convenu, et j'admettrai que la logique autorise à créer autant de ces propriétés qu'il y a dans l'organisme d'actes élémentaires, *irréductibles aux lois de la physique générale, et irréductibles les uns dans les autres.*

« Développons ces propositions.

« La première a pour base *l'activité de la matière en général et de celle des êtres organisés en particulier.*

« En voyant une masse minérale reposer immobile sur le sol qui lui sert de support, et ne se déplacer que sous l'influence d'une impulsion mécanique venant de l'extérieur et appliquée à cette masse, on a pu supposer et professer que la matière est complétement inerte (1). Mais cette doctrine se fonde sur une notion incomplète des conditions du fait qu'on a pris pour exemple : loin que la matière soit inerte, elle est constamment agissante. Si un bloc minéral reste fixé sur le sol, c'est en vertu d'une action constante qui l'entraîne vers le centre de la terre ; si les molécules qui le composent ne se désagrégent pas, c'est qu'elles exercent aussi une action continuelle d'attraction et de cohésion à l'égard les uns des autres. Lorsque, mêlant deux dissolutions salines, on voit la liqueur se troubler à l'instant, et un précipité se déposer au fond du vase, peut-on méconnaître que la matière ait été agissante dans la double décomposition qui vient de se produire? On peut donc considérer les corps comme ayant dans leur composition matérielle la raison suffisante des phénomènes auxquels ils donnent naissance (2).

---

(1) M. Bérard devrait savoir que jamais un métaphysicien n'a confondu la matière première, inerte, avec les corps. Le *on* dont il parle est un ignorant : or les ignorants n'ont pas la parole.

(2) Qui donc a jamais nié que les corps eussent, dans leur composition matérielle, la raison suffisante des phénomènes qu'on y observe ! Seulement on

« Mais, dira-t-on, dans les êtres organisés les phénomènes sont si différents de ceux de la matière brute, qu'il faut bien admettre chez eux l'existence d'un agent spécial. Cette objection n'est pas embarrassante. Si les phénomènes offrent un caractère spécial dans les êtres organisés, c'est que leur matière composante n'est pas combinée comme dans les corps bruts. Où voyez-vous dans le règne minéral un pareil mélange d'humeurs et de solides (1)? Où voyez-vous la matière amenée à l'état de *principes immédiats*, d'*humeurs*, de *tissus*, d'*organes* et d'*appareils d'organes*? Les propriétés changent avec les combinaisons : c'est là une notion vulgaire en chimie. Le soufre a certaines propriétés, l'oxygène en a d'autres ; ils les perdent tous les deux, pour en acquérir de nouvelles lorsqu'ils sont combinés ensemble, et ces nouvelles propriétés seront encore différentes, suivant que la proportion de ces deux éléments aura donné naissance à l'acide sulfureux ou à l'acide sulfurique. Est-il donc déraisonnable d'attendre de nouvelles propriétés et de nouveaux phénomènes lorsque l'oxygène, le soufre, le carbone, l'azote et le phosphore se seront unis pour donner naissance à de l'albumine ou de la fibrine, qui entreront à leur tour dans l'agrégat composé qu'on nomme organisation (2) ? »

Le professeur dont nous venons de transcrire la profession de foi est un homme bien candide : il prend ses exclamations et ses points d'interrogation pour des arguments. « Où voyez-vous, dit-il, la matière amenée à l'état de principes immédiats, d'humeurs, de tissus, d'organes et d'appareils d'organes? » Je ne vois cela, pour ma part, que dans les végétaux et les animaux, et c'est pourquoi je pense qu'ils ont quelque force de plus que les minéraux. M. Bérard n'y voit qu'une combinaison chimique différente : ce n'est pas assez. Que M. Bérard

entend par composition d'un corps sa matière et sa forme M. Bérard n'y comprend rien : à qui la faute?

(1) Eh ! monsieur, dans toutes les boues du monde.

(2) Par le mot organique, je n'entends pas désigner les *propriétés de tissu* de Bichat, ni la *force morte* de Haller. — Note de M. Bérard.

cherche la raison de cette différence, et il arrivera à ce raisonnement :

Les effets différents supposent des causes différentes ; donc la cause des combinaisons végétales ou animales diffère de la cause des combinaisons minérales ; donc ma profession de foi n'a pas le sens commun.

Du reste, la profession de foi de M. Bérard sur ou contre le vitalisme, comme on voudra, n'est que le complément de sa doctrine. Jusqu'ici le matérialisme n'était formulé que dans ses conséquences ; maintenant il l'est dans son principe, *l'activité de la matière*. Du reste, ce faux principe rayonne dans tout l'ouvrage ; il en est l'âme. On avait pu le pressentir par toutes les erreurs que nous avons démasquées.

Je ne perdrai pas mon temps à réfuter en lui-même le principe de l'activité de la matière. On ne refait pas ce qui a été fait mille fois. Contentóns-nous de montrer que la doctrine de M. Bérard, appliquée à la physiologie, est une source intarissable de confusion, de négations et d'erreurs. Cette démonstration formera la seconde partie de ce travail. Nous n'aurons, pour atteindre ce but, qu'à suivre dans leur ordre logique les questions traitées par l'honorable professeur.

DÉFINITION DE LA PHYSIOLOGIE.

M. Bérard est un professeur de physiologie médicale. Son cours, par conséquent, est destiné aux jeunes médecins, ou, si l'on aime mieux, à ceux qui se destinent à la profession de médecin. C'est donc en médecin qu'il doit envisager les questions de physiologie, s'il veut que son enseignement soit profitable à ceux qui sont obligés *réglementairement* de le connaître.

Or, comment M. Bérard définit-il la physiologie ?

Suivant lui, « *c'est la science qui traite des phénomènes des êtres vivants, et qui recherche les lois et les conditions de ces phénomènes dans l'état de santé.* » De telle sorte que le cours de M. Bérard comprendrait non-seulement l'histoire de l'homme en santé, mais encore l'histoire des animaux et des plantes tant en général qu'en particulier. Telle est bien la pensée du professeur, car il dit quelques lignes plus bas : « On pourrait donner une définition plus abrégée en disant : *La physiologie est la science de la vie.* » A quoi cela tient-il? à ce que M. Bérard n'a point respecté les traditions médicales. Celles-ci, en effet, donnent à la physiologie un sens restreint et corrélatif. Pour les médecins, depuis Hippocrate jusqu'à nos jours, la physiologie (τα φυσιολογικα) signifie les actions conformes à la nature, par opposition à la pathologie (τα παθολογικα), c'est-à-dire aux états contre nature. Or, par nature, les médecins entendent l'état de santé, et par états contre nature, les états morbides. La physiologie est donc pour les médecins l'histoire de l'homme dans l'état de santé. Pour M. Bérard, le mot *physiologie* dérive de deux mots grecs, dont l'un signifie *nature* et l'autre *raconter*. Cela m'importe peu : ce que je sais bien, c'est que le mot *physiologie* n'est point synonyme d'*histoire naturelle*.

Mais il fallait bien distinguer la physiologie de la physique, et l'honorable professeur n'a pu le faire qu'en se mettant en contradiction flagrante avec sa profession de foi sur l'activité de la matière. « L'examen le plus superficiel, dit-il (1), des êtres naturels vous fera voir que certains d'entre eux possèdent, avec les propriétés générales de la matière qui sont l'objet des études de la physique, des propriétés particulières qui semblent les rendre, en partie du moins, réfractaires aux lois qui régissent les corps bruts. » Ainsi, voilà l'activité de la matière qui se manifeste par des phénomènes réfractaires aux lois de l'activité de la matière. On ne peut donc pas définir la physiologie et la distinguer de la physique en se plaçant au point de vue matéria'iste. Il faut laisser de côté cette doctrine insensée pour séparer les corps bruts des êtres vivants. Cela aurait pu donner à réfléchir à M. Bérard. Mais ceci n'est encore que la première partie de sa définition. Le second terme, *dans l'état de santé*, est un bien plus grand embarras.

(1) Page 5.

Nous allons voir avec quelle habileté le professeur esquive la difficulté :

« Je croirais, dit-il, faire injure à votre sagacité si je m'arrêtais à définir les termes de ma définition (c'est la science qui traite des phénomènes des êtres vivants, et qui recherche les lois et les conditions de ces phénomènes dans l'état de santé). Vous savez ce qu'on entend par phénomène : c'est un changement d'état, tout ce qui arrive, tout ce qui se manifeste à nos sens. Je remue les bras : voilà un phénomène; je parle, je digère, je respire : voilà des phénomènes. Vous savez aussi ce qu'on entend par *conditions* d'un phénomène : ce sont les circonstances nécessaires à sa production. Je ne m'arrêterai pas à ces détails inutiles. » Très-inutiles, c'est vrai, pour des bacheliers ès lettres et ès sciences, puis il ajoute : « On pourrait donner une définition plus abrégée en disant : la *physiologie est la science de la vie.* »

Mais nous ne vous demandons, monsieur, ni ce que c'est qu'un phénomène ni ce que c'est qu'une condition; surtout nous ne vous demandons pas de supprimer par abréviation une chose aussi capitale que *dans l'état de santé.* Voilà l'idée importante, l'idée sur laquelle nous vous prions de vous expliquer, nous, médecins, qui étudions la santé pour arriver à connaître les états morbides qui en sont le contraire, la négation; et c'est là-dessus que vous glissez, que vous vous échappez. Permettez-nous de vous y retenir quelques instants, nous qui ne sommes point de simples *curieux de la nature.*

Il ne s'agit point ici d'une définition de mot qui aurait été omise. Nous trouvons le mot de *santé* parfaitement clair; une périphrase ne serait qu'ennuyeuse. Ce qu'il faut déterminer, c'est l'idée que nous devons nous faire de la santé elle-même. Or, je me trouve placé entre deux systèmes : les uns trouvent que la santé est naturellement parfaite, puisque la nature sait tout, fait tout bien, sans l'avoir appris : ce système est celui d'Hippocrate (1); d'autres pensent que la santé n'existe pas et que l'homme tout entier n'est que maladie depuis sa

____

(1) Ego quidem censeo.....

naissance, et c'est l'opinion de Démocrite (1). Entre ces deux opinions extrêmes, j'en vois une troisième intermédiaire, c'est celle que Job a exprimée dans ces graves paroles : *homo, natus de muliere, brevi vivens tempore, multis adimpletur miseriis.* Ce qui veut dire que la santé pour l'homme, né de la femme, est compatible avec une foule de misères. Cette opinion intermédiaire est celle à laquelle je dois me rattacher, parce qu'elle est la vraie et parce que les deux autres sont exagérées et fausses devant l'expérience. Si l'on a dit : *ubi est justus?* on peut également dire : *ubi est sanus?* Aux yeux des médecins la santé parfaite n'existe point; l'état de santé n'est qu'un bien relatif. Telle est la doctrine le plus généralement admise.

Le fait de l'imperfection de la santé universellement admis, et par le sens commun, et par le bon sens médical, est expliqué de plusieurs manières. Les uns l'attribuent aux circonstances extérieures seules, témoin ce passage de Bichat : « Tel est, en effet, le mode d'existence des êtres vivants, que tout ce qui les entoure tend sans cesse à les détruire... » etc.

C'est l'antagonisme des êtres inertes et des êtres vivants.

D'autres n'y voient que l'influence des institutions sociales toujours en désaccord avec la nature; c'est l'opinion de Rousseau, de Condorcet et de tous les utopistes de cette école.

D'autres attribuent l'imperfection de la santé à la dépravation du moral.

D'autres, niant toutes ces causes, cherchent l'explication du fait dans la dégradation originelle de la nature humaine.

Enfin une opinion intermédiaire admet d'une part la dégradation originelle de la nature humaine agissant seule ou avec le concours des circonstances extérieures, des institutions sociales, de la dépravation du moral et de toutes les influences occasionnelles analogues. C'est la doctrine que je soutiens comme la seule vraie.

M. Bérard n'admet point l'antagonisme des êtres inertes et des êtres vivants, et il a raison jusqu'à un certain point seu-

---

(1) Totus homo ex nativitate morbus est.

lement. Tout est en désaccord dans la nature; seulement ce désaccord est borné, limité, défini. Il faut souffrir, *homo natus est ad laborandum*, mais il faut s'accroître et se multiplier, chaque être suivant son espèce, ce qui nécessite une limite dans le mal physique.

Cette imperfection de la santé, de l'état normal, méritait l'attention du professeur de physiologie. Il eût trouvé dans la doctrine que je viens d'exposer l'occasion de discuter sérieusement sur la dégradation de l'espèce humaine, sur ce qu'il appelle des races, des types primitifs. Il aurait vu que la doctrine du couple unique, dégradé et mis en rapport avec un monde qui ne lui obéit plus complétement, qui lutte contre lui, avec des croyances, des institutions, des mœurs diverses, explique (si ce sujet est aujourd'hui susceptible d'explication) beaucoup mieux toutes les différences d'organisation qu'il a décrites avec son rare talent d'exposition, que son roman sur les métis et leurs trois degrés de fécondité.

Cette doctrine n'eût point privé M. Bérard de sa liberté de penser, dont il use si singulièrement vis-à-vis de la jeunesse. Elle lui eût fourni, au contraire, le thème d'une physiologie médicale, au lieu d'une vague définition qui ne peut servir à personne.

SOURCES DE NOS CONNAISSANCES EN PHYSIOLOGIE.

« Vous savez déjà (1) que la physiologie a pour but d'étudier les phénomènes des corps vivants, d'apprécier les lois et les conditions de ces phénomènes. La route à suivre pour atteindre ce but ne diffère point de celle par laquelle l'esprit humain doit passer pour élever l'édifice d'une science quelconque : il faut recueillir des faits et les généraliser.

« Je dis qu'il faut recueillir des faits ; je pense, en effet, qu'il n'a pu appartenir qu'aux sectateurs d'une philosophie dont les disciples de Bacon n'adopteront jamais la méthode, d'imaginer que l'*intuition intérieure*, comme ils l'appellent, peut

(1) Page 25

suppléer aux notions que les sens nous apportent. Laissons les partisans du système de la *philosophie de la nature* fermer les yeux et se recueillir en eux-mêmes, persuadés qu'ils trouveront dans leur conscience une sorte de révélation des lois du monde physique. Pour nous, messieurs, faisons usage de nos sens, *voyons, touchons* ; usons, en un mot, de la méthode *expérimentale.*

« Le physiologiste puise à plusieurs sources les matériaux qu'il met à l'œuvre pour fonder la science de la vie. En effet, la physiologie s'apprend par l'observation directe des phénomènes de la vie sur l'homme ; elle s'appuie sur l'anatomie des organes sains, tant de l'homme que des animaux, et aussi sur l'anatomie morbide ou pathologique ; elle emprunte des faits à l'histoire des vices de conformation ou monstruosités ; elle doit beaucoup aux expériences, surtout à celles que l'on pratique sur les animaux ; enfin elle met à contribution presque toutes les autres branches des sciences exactes, notamment la chimie, la physique, l'hydraulique, la mécanique. »

. . . .

A propos de la généralisation des faits, M. Bérard ajoute (1) :

« Telles sont, messieurs, les principales sources de nos connaissances en physiologie.

« Mais ce serait en vain que l'on rassemblerait une immense quantité de faits, si l'esprit de l'homme ne s'appliquait à saisir les points par lesquels ils se ressemblent ou diffèrent, si, par l'emploi de l'analyse, il ne décomposait les faits complexes en leurs plus simples éléments, s'il ne les rapportait à leurs conditions premières, s'il ne s'efforçait en outre de saisir le lien par lequel ils se tiennent, de les rattacher à une loi fondamentale, ou du moins à un petit nombre de lois ou de faits primitifs. C'est dans cette œuvre que consiste la généralisation des faits ; c'est par là que l'homme peut satisfaire à ce besoin impérieux de connaître et d'expliquer, qui le lance

(1) Page 48.

dans la carrière des sciences sans autre but (1) que celui de conquérir la vérité, cette vérité qui, suivant l'expression de Bacon, est le souverain bien de la nature humaine.

« . . . . . . On a essayé de porter l'analyse dans les phénomènes de la vie. L'histoire des tentatives qui ont été faites à ce sujet constitue la philosophie de la science. »

Voir, toucher, analyser, telle est la méthode que propose M. Bérard, qui se pose en disciple de Bacon ou de Condillac. Or, cette méthode est une méthode philosophique, donc, parmi les sciences auxquelles le physiologiste emprunte des faits, des connaissances, des renseignements, l'honorable professeur en a oublié une, et la plus importante suivant lui, puisqu'elle dirige l'observateur, et cette science c'est la philosophie, la logique, la dialectique, la métaphysique ! Or, il en est de la *métaphysique* dans l'énumération des sources de nos connaissances en physiologie comme de la santé dans la définition de la physiologie : l'école de Bacon, de Condillac et de Cabanis en a horreur. Le mot seul de métaphysique leur donne la chair de poule, et la plus grosse injure qu'ils puissent adresser à un homme de science, c'est celle de métaphysicien. Ils se gardent donc bien de placer la métaphysique parmi les sources de nos connaissances en physiologie. Il y a là une tactique et une erreur à dévoiler.

La tactique est double. Pour les partisans du matérialisme, elle consiste 1° à déclarer sur tous les tons qu'il ne faut point s'occuper de métaphysique, alors qu'ils ne font que cela. Les jeunes gens se laissent facilement prendre à ce piége. Ils négligent toute étude métaphysique comme inutile et dangereuse, sur la parole du maître, et ne se rendent point capables de comprendre combien est fausse la métaphysique matérialiste qu'on leur enseigne.

2° Elle consiste encore à déclarer qu'il faut bannir de la

(1) Saint Bernard pensait autrement que Bacon : voici les catégories qu'il établissait parmi les savants :

Sunt qui scire volunt ut sciant, et curiositas est ; — Sunt qui scire volunt ut sciantur, et vanitas est ; — Sunt qui scire volunt ut lucrentur, et cupiditas est ; — Sunt qui scire volunt ut œdificent, et caritas est.

science toute *hypothèse*, ne s'appuyer que sur les *faits*, tandis que ces prétendus esprits positifs ne font que des hypothèses et traitent les faits comme s'ils les méprisaient.

L'erreur consiste à proposer comme règle absolue dans les sciences la *méthode expérimentale* de Bacon. Il y a encore là un masque : tout le monde, en effet, admet le témoignage des sens comme le criterium dans les choses naturelles. Mais les matérialistes veulent faire croire qu'ils en ont le monopole, comme si les scolastiques n'avaient pas répété, commenté et enrichi le mot d'Aristote, *Nihil est in intellectu quod non prius fuerit in sensu*. C'est là le masque. Ces sophistes appellent le témoignage des sens du nom de méthode expérimentale, d'observation, et croient dire quelque chose de plus que ne disait la scolastique, quand ils ne font que des négations, quand ils récusent les autres motifs de la certitude humaine, motifs que la scolastique avait mis en rapport avec leurs objets respectifs, de manière à constituer une véritable méthode propre à guider l'esprit humain dans toutes les directions de son activité.

Nous le demandons en toute sincérité à M. Bérard : comment, en voyant, en touchant, en analysant, est-il arrivé au principe métaphysique de l'activité de la matière sur lequel il bâtit le syllogisme qui domine son ouvrage :

Les animaux ne sont que de la matière,

Or l'homme n'est qu'un animal,

Donc l'homme n'est que de la matière.

Nous n'avons trouvé dans ses leçons, sur ces propositions, que des professions de foi, mais de raisons et d'analyse, pas de traces. M. Bérard enseigne donc qu'il faut suivre la méthode expérimentale ou la méthode d'analyse, mais, pour son propre compte, il n'en use point. Voici la méthode qu'il a suivie, et qui est éminemment synthétique : M. Bérard s'est dit : Je suis matérialiste, et par conséquent je ne dois enseigner que le matérialisme, puisque, suivant moi, le matérialisme est la vérité, car *boni viri nullam oportet causam esse præter veritatem*. Puis l'honorable professeur a déduit de ce principe les définitions et les solutions de toutes les questions. Une fois

arrivé à la question de méthode, il s'est dit naturellement : La
méthode des matérialistes est la méthode expérimentale de
Bacon, donc j'enseignerai que la méthode sensualiste ou expérimentale est celle qui convient à la physiologie. Pour en
prouver l'excellence, il donne un coup de pied à l'auteur de
Paul et Virginie, qui n'avait rien à faire là. Où sont, en effet,
les physiologistes qui suivent la méthode de l'innocent Ber-
nardin de Saint-Pierre? Mais ce n'est pas tout : pour montrer
la supériorité de la doctrine métaphysique de l'activité de la
matière sur les autres doctrines métaphysiques, M. Bérard
expose celles-ci dans quelques-unes de leurs applications, de
manière à les rendre grotesques et à en dégoûter profondé-
ment l'esprit de ses jeunes et confiants auditeurs !... Pourtant
boni viri nullam oportet causam esse præter veritatem.

Au milieu de tout cela, M. Bérard est bien convaincu qu'il
ne fait pas de métaphysique, qu'il juge de tout en anatomiste
et en physiologiste, comme si l'anatomie et la physiologie ju-
geaient de tout! Mais c'est là précisément la prétention des
physiologistes matérialistes, comme nous l'avons vu par les
passages de Cabanis que nous avons cités. L'anatomie et la
physiologie sont des sciences assez intéressantes et assez
utiles pour qu'on les cultive sérieusement en les laissant à
leur place. Pourquoi des savants honorables s'exposeraient-
ils à cet avertissement : *ne sutor ultra crepidam ?*

J'aurai ailleurs l'occasion de revenir sur l'application de
la méthode expérimentale à la médecine : je vais donc la laisser de côté pour démontrer à M. Bérard que la physiologie et
l'anatomie se trouvent beaucoup mieux de l'application de la
méthode *expérimentée,* que l'on appelle vulgairement la synthèse et l'analyse, méthode qui les a toujours dirigées depuis
qu'il y a des physiologistes, et dont M. Bérard a usé lui-même
à son insu.

Parmi les questions nombreuses et importantes qu'a traitées M. Bérard, il en est une de premier ordre qu'il a omise
et qui se lie directement aux problèmes de méthode que nous
venons d'agiter, c'est la *division de la physiologie.* Je ne veux
point parler de la division en physiologie générale, végétale,

animale, et en physiologie de chaque espèce, de l'homme, du cheval, par exemple. Je parle de la division de la physiologie en elle-même, quelle qu'elle soit, générale ou spéciale.

Or, depuis qu'il y a des physiologistes, la physiologie, sous différents noms, s'est toujours divisée en physiologie synthétique et en physiologie analytique. La première est la physiologie proprement dite, la seconde est l'anatomie. C'est la même science, celle de l'homme dans l'état de santé, mais envisagée à deux points de vue différents qui se complètent l'un l'autre.

La physiologie synthétique, ou simplement la physiologie, considère l'homme dans son unité, la vie dans son ensemble. Puis elle énumère suivant quels modes la vie de l'homme se manifeste, et à chacun de ces modes de l'activité vitale elle donne le nom de fonction. Mais une simple énumération ne suffit pas : elle classe ces fonctions dans un ordre hiérarchique, puis elle décrit chacune d'elles non-seulement dans son ensemble, mais dans chacun de ses phénomènes, en montrant l'ordre de succession et d'association de ces derniers.

M. Bérard, comme nous le verrons, a présenté un tableau des fonctions.

Quant à la physiologie analytique, à l'anatomie, elle s'applique non plus à l'homme tout entier, non plus à l'homme vivant, mais aux restes, au corps de l'homme mort. Elle réduit donc ce corps à ses derniers éléments, qu'elle trouve les mêmes que ceux des corps bruts (*formavit hominem de limo terræ*). Ces éléments, elle les rencontre combinés sous deux états, l'état solide et l'état liquide. Dans chacune de ces deux parties, elle voit des éléments communs et des éléments distincts qu'elle appelle des principes immédiats. Puis, examinant les humeurs, elle arrive à déterminer, autant que les procédés le permettent, leur composition. De même pour les solides : elle en refait la composition au moyen de principes immédiats simples ou combinés, et revêtant la forme de tissus élémentaires. Elle suit ces tissus élémentaires coordonnés en parties similaires ou communes (anatomie générale), et ceux-ci disposés en organes, les organes en appareils, et les appareils dans leurs rapports, leurs connexions récipro-

ques. Avec ces appareils distincts, mais unis, elle reconsti-
tue le corps. Mais elle a soin d'indiquer le rôle de chacune
des parties qu'elle a analysées, les propriétés des liquides et
des solides, et parmi ces derniers les usages des tissus, des
organes et des appareils.

C'est par l'influence réciproque de ces deux méthodes de
synthèse et d'analyse que l'histoire physiologique de l'homme
se constitue. La lumière de l'une rejaillit sur l'autre, et un va-
et-vient continuel d'emprunts fait que l'une est solidaire des
perfectionnements ou de l'état stationnaire de l'autre, et que
de leurs travaux réunis résulte la science d'ensemble que l'on
appelle la physiologie.

M. Bérard a tracé avec le plus grand soin l'histoire analytique des éléments du corps humain. M. Bérard a donc fait
et de l'analyse et de la synthèse pour exposer ses riches et
nombreuses connaissances. L'honorable professeur ne suit
donc point la méthode de Bacon, ni celle de Condillac dans
les choses qu'il sait. Il suit la méthode de son père et de son
grand-père, et je l'en félicite : seulement il devrait le savoir,
ce qui lui éviterait d'enseigner le contraire de ce qu'il fait,
sur le terrain de la méthode.

DE L'UTILITÉ DE LA PHYSIOLOGIE.

Une des choses qui m'ont le plus frappé et que j'ose à
peine énoncer tant elle paraît paradoxale, c'est que M. le
doyen de la Faculté de médecine de Paris, professeur de physiologie, inspecteur général des études médicales, ne sait pas
en quoi la physiologie peut servir à un médecin ou à la médecine. Quoi qu'on en dise ou qu'on en pense, il ne suffit pas
d'être matérialiste pour enseigner la physiologie à des médecins, il faut être médecin. C'est le médecin qui juge de la valeur
des théories physiologiques, et non le physiologiste qui juge
de la valeur des méthodes médicales. Vous n'êtes qu'une de
nos branches, et, sous peine de vous flétrir et de vous des-
sécher, il faut rester attachée au tronc commun, dirais-je à la
physiologie si j'avais l'honneur de lui parler ou d'en parler :

voilà ce que M. Bérard a oublié. Il nous dit donc : « que la recherche des rapports de l'homme avec les objets qui l'entourent constitue une partie importante de la physiologie. Le médecin peut déduire de cette étude quelques règles relatives à la mesure et au mode suivant lequel plusieurs de ces rapports doivent s'accomplir. C'est ainsi que la physiologie prête son appui à une branche étendue de l'hygiène. La physiologie n'a pas eu moins d'influence sur les doctrines pathologiques et sur la thérapeutique. Un coup d'œil jeté sur l'histoire de la médecine nous montrerait les doctrines les plus célèbres liées constamment à la doctrine physiologique de l'époque et n'en étant qu'une conséquence... »

M. Bérard pourrait ajouter : La physiologie règne encore à notre époque, et vous pouvez en voir l'application en grand dans l'illustre école dont je suis le doyen : moi, messieurs, je vous enseigne l'organisme ou le matérialisme sur le terrain de la physiologie ; nos célèbres collègues vous enseignent l'organisme médical, c'est-à-dire le matérialisme sur le terrain de la pathologie et de la clinique. Mais M. Bérard, apparemment, n'a pas encore fait ce rapprochement, et il rougirait de voir cette unité dans l'enseignement de son école, lui qui dit à propos de Broussais : « Qu'il a créé le dogme physiologique après coup, comme pour prêter son appui à la doctrine médicale, et la ramener à *cette unité, sorte de pierre philosophale cherchée par tous les chefs de secte, et qu'il ne leur a pas encore été donné d'atteindre.* »

M. Bérard évidemment ignore ce qui se passe autour de lui ou ne le comprend pas.

« Sans doute, ajoute-t-il, messieurs, le jour où nous serions plus éclairés sur le mécanisme de la vie, le jour où nous connaîtrions le secret des élaborations organiques, nous pourrions aspirer à fonder sur ces notions une doctrine médicale cohérente dans toutes ses parties (1), nous pourrions en dé-

----

(1) On se demande comment M. Bérard, à travers tous ces *desiderata*, a pu arriver par l'analyse au principe de l'activité de la matière comme source de ces élaborations organiques dont on n'a pas le secret.

duire la cause prochaine des maladies et des moyens d'y remédier (1). Mais, jusqu'à ce que nous en soyons là, la médecine aura peut-être demandé à la physiologie plus qu'elle ne
pouvait lui accorder (2); et, si je ne me trompe, je ne vous
ai pas montré le plus beau côté sous lequel on puisse envisager les rapports qui les unissent. Mais s'il n'y a pas sûreté à
demander à la physiologie un système médical complet, on
peut dire que cette science est excessivement riche en applications de détail. C'est ainsi que la physiologie éclaire l'étiologie de certaines maladies, le traitement de quelques autres
et le diagnostic du plus grand nombre. C'est vers ces applications de détail, qui ont aussi leur prix, que sont dirigées
les recherches des modernes; elles se succèdent avec assez
de rapidité pour faire vieillir en peu de temps les traités les
plus récents de physiologie, et c'est un avantage de l'enseignement oral de pouvoir les mettre à profit, à mesure que
leurs auteurs les livrent à la publicité. »

Donc M. Bérard ne sait pas ou du moins ne dit pas à quoi
sert la physiologie. Nous allons tâcher de combler cette lacune :

La physiologie sert, avant toutes choses, à définir et à classer les états morbides ou *contre nature*, pour parler le langage traditionnel. Or, les états morbides sont de trois ordres :

1° La maladie ;

2° Le symptôme ;

3° La lésion.

La maladie, c'est le malade, c'est l'état contre nature de
l'homme considéré dans son ensemble, dans son unité, dans
sa personnalité.

Le symptôme, c'est le trouble d'une fonction, c'est-à-dire
l'état contre nature d'une des manifestations fonctionnelles de
la vitalité.

La lésion, c'est l'état contre nature d'une partie solide ou
liquide du corps humain.

(1) Ceci n'est pas encore bien certain.

(2) Mais tout cela n'est que l'abus de la physiologie, où en est l'usage et
partant l'utilité ?

Voilà pour la définition physiologique des états contre nature; mais là ne se borne pas le rôle de la physiologie; elle sert encore à classer ces états : ainsi les symptômes sont classés comme les fonctions, les lésions comme les parties du corps humain. Quant aux maladies, on les classe d'après leurs symptômes et leurs lésions; par conséquent, leur coordination suppose une classification physiologique et anatomique préalable.

Tel est, depuis Hippocrate, l'usage de la physiologie entendue dans son sens le plus large, comme méthode synthétique et comme méthode analytique.

Les organiciens de l'école de Paris ont la prétention d'expliquer les maladies par la physiologie ; ils n'ont, d'ailleurs, aucune donnée physiologique pour distinguer la maladie de la lésion, ni même du symptôme; c'est une des mille raisons pour lesquelles l'organisme est aussi absurde en pathologie qu'en physiologie. C'est une mauvaise physiologie qui définit et classe d'une manière fausse les états contre nature. M. Bérard a donc eu grand tort de ne pas se rendre compte de l'utilité de la physiologie, ce qui l'aurait peut-être conduit à renoncer à l'*organicisme* en physiologie, dans l'intérêt des études médicales.

ESSAIS DE DÉFINITION DE LA VIE (1).

M. Bérard n'en trouve point qui lui paraisse acceptable; je le conçois en examinant les définitions qu'il a énumérées. Mais je crois que l'honorable professeur a omis la principale, celle des scolastiques. La vie, pour eux, *est le mouvement spontané.* Ils opposent ce mouvement au mouvement communiqué. De là deux classes d'êtres mobiles : ceux qui jouissent du mouvement spontané et qui sont *animés*, et ceux qui ne jouissent que du mouvement communiqué et qui sont *inertes*. Bichat s'inspirait de cette pensée lorsqu'il débutait, à la première page de son *Anatomie générale*, par ces paroles re-

____

(1) Loc. cit , p. 11.

marquables : « Il y a dans la nature deux classes d'êtres, deux classes de propriétés, deux classes de sciences : les êtres sont organisés ou inorganiques, les propriétés vitales ou non vitales, les sciences physiologiques ou physiques. » La définition scolastique a donc le mérite de séparer le monde animé du monde inerte. Mais elle peut, en outre, servir à une division secondaire du monde animé. De même que, dans le monde inerte, on étudie les lois du mouvement en masse et du mouvement atomique, ce qui constitue la physique et la chimie, de même on peut, dans le monde du mouvement spontané, distinguer le mouvement moléculaire ou insensible du mouvement de masse ou du mouvement sensible. On arrive de la sorte, au moyen du principe de définition que nous avons énoncé, à séparer les êtres animés ou vivants en deux règnes, dont l'un ne jouit que du mouvement spontané moléculaire, tandis que l'autre jouit et du mouvement spontané moléculaire et du mouvement spontané de masse. Traduisons ce langage en style plus moderne : nous dirons que le règne végétal ne jouit que des phénomènes de formation, tandis que le règne animal jouit et des phénomènes de formation et des phénomènes d'excitation (l'excitabilité s'appliquant à la fois à la sensibilité et à l'irritabilité).

Nous verrons plus tard d'autres applications de la définition scolastique. Quant à présent, nous nous contenterons de dire que M. Bérard n'a pas cherché la vraie définition de la vie, parce qu'il ne croit pas à la *vie*.

LA VIE EST-ELLE UN PRINCIPE OU UN RÉSULTAT (1)?

« La vie peut être envisagée de deux manières bien différentes, et c'est de là que viennent les dissidences entre ceux qui l'ont définie.

« Pour certains physiologistes et philosophes, la vie est un *principe ;* pour d'autres, elle n'est qu'*une collection de certains phénomènes dans les êtres organisés.* Pour les premiers,

(1) Page 14.

la vie est une *cause ;* pour les seconds, elle n'est qu'un résultat.

« La première opinion, fondée sur la croyance que la matière inerte par elle-même a besoin d'un principe animateur,
a été celle d'une partie de l'antiquité ; c'est celle de tous les
animistes, sous quelque nom que se soit cachée leur doctrine.
La vie résultait de l'union de ce principe avec le corps ; ils se
séparaient à la mort.

« D'autres hommes pensent que la physiologie n'a rien à
gagner à cette hypothèse ; il ne leur répugne pas d'admettre
que la matière telle qu'elle est arrangée, combinée dans les
êtres vivants, jouit de la propriété de produire les actes que
nous appelons *vie,* sans qu'il soit nécessaire de supposer un
autre agent dans le corps. »

M. Bérard se prononce pour cette seconde doctrine.

Avant tout, je dois prévenir l'honorable professeur que, sur
ce point, il y a une troisième doctrine, celle des scolastiques,
dans laquelle la vie est considérée comme le produit d'un tout,
c'est-à-dire comme le produit de l'union substantielle de l'âme
et du corps dans l'homme, de l'âme sensitive et végétative
et du corps dans les animaux, et de l'âme végétative avec la
plante dans les végétaux. En ce qui concerne l'homme, cette
doctrine est seule orthodoxe. Quant aux animaux et aux végétaux, peu importe que l'on donne au principe animateur le
nom d'âme ou de principe vital, attendu que ce principe
n'est point subsistant et cesse d'exister avec le corps auquel
il est uni. Mais, quant à l'homme, son âme est tout à la fois le
principe de la pensée, de l'excitabilité et de la formation. La
vie, dans l'homme, résulte donc ou réside donc dans l'union
substantielle de l'âme et du corps, qui constitue la personne
de chacun de nous ; elle n'est le résultat exclusif ni de l'âme
ni de la matière arrangée, combinée, en un mot, ni du corps.

Je suis convaincu que cette doctrine sourira beaucoup
plus à l'intelligence de M. Bérard que celle qu'il a adoptée, et en faveur de laquelle il n'a pu fournir aucun argument.

En effet, l'honorable professeur répond aux spiritualistes

« Si la vie précède les organes, elle ne précède pas la petite masse plastique qui va s'organiser. »

J'en demande pardon à mon confrère, mais la vie précède la petite masse plastique qui va s'organiser. Cette petite masse plastique a un père et une mère. Qu'il veuille bien se souvenir du second caractère qu'il a tracé des êtres vivants, page 5.

« Le deuxième caractère des êtres vivants se tire de leur mode d'origine. Ainsi l'être vivant a d'abord été attaché, sous forme de germe, à un être semblable à lui, et il s'en est séparé ensuite pour jouir de la vie individuelle ; en d'autres termes, il y a eu pour lui génération par des parents. A la vérité, les observations nombreuses relatives aux générations spontanées ne permettent pas de donner l'origine par des parents comme un caractère aussi absolu que le précédent (l'organisation) et commun à tous les êtres vivants. Je pourrais, pour ruiner cette objection, nier le fait sur lequel elle s'appuie, nier la génération spontanée ; et, en parlant ainsi, j'aurais pour moi des autorités respectables, choisies parmi les physiologistes les plus distingués de l'époque. Mais, comme je crois, moi, aux générations spontanées, je ne puis accepter le secours que cette négation m'apporterait dans la discussion. Je me bornerai à dire, pour le moment, que les générations spontanées n'ont lieu qu'aux dépens de principes organiques, et qui, par conséquent, proviennent d'êtres qui ont vécu ; c'est donc une sorte de parenté. Ne perdons pas de vue, d'ailleurs, que l'exception ne s'applique qu'à des êtres bien imparfaits, et que presque toutes les espèces vivantes qui sont autour de nous viennent de parents. »

La petite masse plastique qui constitue le germe rudimentaire a donc reçu la vie non de l'activité de la matière en général, mais de ses parents en particulier. La matière qui n'a pas la vie ne peut la donner, tandis que les parents qui en jouissent peuvent la communiquer. *Est in semine humano principium corporis formativum*, dit saint Thomas. « La constitution de ce petit amas de matière qui forme le germe est telle, ajoute M. Bérard, qu'elle jouit de la propriété de subir

sous certaines influences le développement, les transformations, qui vont donner naissance au fœtus, et il n'est pas nécessaire d'admettre en plus un ouvrier caché dans ce petit
amas de matière. »

Ce petit ouvrier, qui n'est pas caché dans cette petite masse
plastique, mais qui la contient, au lieu d'y être contenu, est
aussi indispensable au développement et aux transformations
qui vont donner naissance au fœtus, que les parents eux-
mêmes ont été nécessaires à sa formation. Point de germe
sans parents, point de fœtus sans âme. Il ne suffit pas, pour
prouver l'activité de la matière, de dire : la constitution de ce
petit amas de matière est *telle*, que... il faudrait démontrer
que de cette constitution analysée méthodiquement doivent
nécessairement découler les phénomènes de la vie. Or, nous
verrons, un peu plus loin, ce que l'analyse la plus méthodique,
l'anatomie la plus scrupuleuse, nous apprennent sur la vitalité des parties organiques.

Le reste de l'argument de M. Bérard est la réponse à une
objection que personne ne lui a faite et ne lui fera.

« Que m'importe, dit-il, l'exiguïté de ce germe? Y a-t-il
rien de grand ou de petit aux yeux de la nature? et, quant à
sa mollesse, elle est précisément favorable aux transformations qu'il va subir. » Tout cela est fort juste, mais ne fait
rien à la question.

Autre argument de M. Bérard : « Les partisans de l'opinion que la vie est une cause et non un résultat concèdent
que, dans l'être qui a subi son développement, ce principe
ne peut rien (1) sans l'organisation, c'est-à-dire sans la matière du corps. Pourquoi en serait-il différemment dans le
germe? Faudrait-il donc admettre deux périodes : l'une où
c'est la vie qui crée le corps, l'autre où c'est le corps qui engendre et entretient la vie? Vous conviendrez que cela est
peu logique. Aussi quelques-uns n'ont-ils pas commis cette
faute contre la logique, et ont-ils continué de confier à la di-

_____

(1) Rien est beaucoup dire, au moins pour l'homme : l'intellect agissant
opère sans le concours du corps dans la formation des *idées*.

rection suprême du principe vital les fonctions de l'animal
muni de tous ses appareils. »

Je ne saisis pas cet argument. Quand on combat une doctrine, on choisit parmi ses partisans ceux qui ont de la logique, et on passe les autres sous silence. Où en seraient les
controverses s'il fallait relever toutes les inconséquences?
Continuons :

« Remarquez-le, messieurs, il y a des choses bien dures (1) à
croire dans l'hypothèse que la vie est un principe, et que c'est
elle qui crée les organes à l'aide desquels elle se réalise, pour
ainsi dire. » Si M. Bérard réfute par ces mots les panthéistes
allemands, il a raison. Il ne faut pas confondre la vie en général et l'âme. Mais il a tort d'ajouter : « Ainsi, dans une graine
qui sera restée cinquante ans sans germer, et qui germera au
bout de ce temps, le principe vital était donc là sommeillant
pendant cette longue période, au bout de laquelle la chaleur
et l'humidité du sol l'auraient éveillé! » Cette objection s'a-
dresse à toutes les doctrines : la suspension de la germina-
tion, de la végétation ou de la vie, n'indique point que le
principe vital *sommeille;* elle prouve seulement que le principe vital ne peut manifester son activité que dans certaines
conditions. L'activité vitale n'est point absolue, elle est relative. Il n'y a pas là de quoi s'étonner.

M. Bérard termine son argumentation par ces paroles :
« Du reste, messieurs, ce sujet touche de près à la question
des propriétés vitales ; c'est là que je me réserve de vous dire
comment je les comprends, et vous donner mon dernier mot
sur cette question de philosophie médicale. » Or, nous connaissons le dernier mot de M. Bérard, nous l'avons dans sa
profession de foi, qui n'éclaire nullement la question de savoir si la matière du germe est originairement constituée de
la même manière dans des espèces différentes, « ce dont,

---

(1) M. Bérard croit-il donc qu'il n'y a rien de dur à croire dans l'hypothèse de l'activité de la matière, où il faut tout croire, sans raisonner, contre
le raisonnement, contre l'observation. Il faut avoir, pour digérer de tels systèmes, un cerveau de philosophe : *Philosophi, credula gens.*

ajoute-t-il, il est permis de douter. » Les doutes de **M.** Bérard
ne sont pas des preuves. La question d'ailleurs est mal posée.

« Mais, dit le professeur, je voudrais vous persuader qu'il
y a là autre chose qu'une dispute de mots, et qu'il serait important d'être fixé sur l'acception du mot vie. » Nous avons
satisfait au désir de l'honorable professeur autant qu'il était
en nous. Une dernière preuve pourra achever sa conviction.
« Hunter, par exemple, dit-il, pour montrer l'importance
de pouvoir définir le mot vie, Hunter a développé, dans son
ouvrage sur le sang l'inflammation et les plaies d'armes à feu,
cette proposition que le sang est vivant; et, depuis Hunter,
tous les auteurs de physiologie se sont crus obligés d'agiter
la question de savoir si les humeurs sont ou non vivantes. Si
on regarde la vie comme un principe, la question posée est
de savoir s'il y a de ce principe, de cet être dans les humeurs;
mais, si on ne regarde la vie que comme un produit. je ne
dirai pas que la question relative à la vitalité des humeurs
est insoluble, mais je dirai que cette question ne doit pas être
posée, et qu'elle est un non-sens (1). »

J'avoue ne rien comprendre à ces assertions de M. Bérard.
Si la vie, à ses yeux, résulte de l'organisation, pourquoi le
sang ne serait-il pas organisé et vivant ? « Dans tout corps
qui vit, dit M. Bérard (2), il y a nécessairement réunion, concours de parties solides et de parties liquides qui exercent
une action réciproque que la suite de ces leçons vous fera
connaître. » Or, le sang présente ce concours de parties solides et de parties liquides. De plus, le sang présente des
phénomènes de formation ; certains même ont cru remarquer
dans les globules des traces d'excitabilité. Donc, à tous les
points de vue, on peut se demander lesquelles des humeurs
présentent des phénomènes vitaux, lesquelles n'en présentent point. M. Bérard voit combien, en définissant la vie, le
mouvement spontané, et en divisant celui-ci en mouvement
moléculaire ou de formation et mouvement sensible ou d'ex-

(1) Page 18.
(2) Page 4-5.

citabilité, combien, dis-je, on arrive facilement et clairement
à la solution des questions posées par les physiologistes.
Quant à la question de savoir s'il y a *du* principe vital dans
le sang, *de* cet être dans les humeurs, il suffit de faire remarquer à M. Bérard que le principe vital contient le corps
qu'il anime, au lieu d'y être contenu. Cela dispense de toute
question au moins superflue sur les quantités, les parties, les
fragments de ce petit être, qui doivent se trouver dans telle
humeur ou dans tel organe. Cela deviendra clair à propos
de la question des forces motrices soulevée par M. Bérard.

Le sang est animé par le principe vital, et il contient du
principe séminal, principe ou élément dont les physiologistes
ne tiennent plus compte à partir du moment de la fécondation.
Cette omission est grave : le principe vital est relatif à chaque
individu, et distinct comme chaque individu. Le principe ou
l'élément séminal est le lien substantiel qui réunit tous les individus d'une même espèce, *unius seminis*. Ce n'est point
ici le lieu de développer la théorie de l'élément séminal, et du
rôle qu'il joue dans les phénomènes de formation, pendant
toute la vie, et même un peu encore après la mort. Nous aurons, dans un autre ouvrage, l'occasion naturelle de traiter
cette question sous le rapport de la physiologie et de la pathologie. Ce principe ou cet élément séminal est une réalité
qu'il faut substituer au principe *vital, divisible* (formule contradictoire) de l'école de Montpellier.

CONDITIONS DE LA VIE (1).

« Les conditions de la vie sont internes et externes.

« Les conditions internes sont une combinaison particulière
des éléments, un certain mélange de liquides et de solides,
une structure enfin qu'on nomme organisation. En donnant
la vie comme un résultat, nous avons présenté l'organisation
comme sa cause. »

Nous retrouvons toujours la même assertion, sous toutes

(1) Page 21.

les formes et toujours sans preuve. Une condition, n'est pas une cause, dirons-nous à M. Bérard. Pourquoi tourner dans un cercle vicieux? Quelle est la cause de l'organisation? voilà la question. Or, il n'y a pas de *cause matérielle* dans le sens du mot cause. Que M. Bérard prouve le contraire. Qu'il établisse l'activité, l'intelligence et la puissance souveraines de la matière, ou bien, puisque M. Bérard n'aime pas les déductions, mais préfère la méthode expérimentale de Bacon et les inductions que l'on en peut tirer, qu'il nous fasse comprendre comment il est possible d'arriver de l'observation physiologique au principe de l'activité de la matière, ou seulement comment la matière produit l'organisation, et comment l'organisation est cause de la vie.

M. Bérard a grand soin de ne pas traiter des rapports appréciables entre l'organisation et la vie dans les chapitres où il affirme que la vie est le résultat de l'organisation. Pour trouver son opinion sur ces rapports, il faut se transporter au chapitre des sources de nos connaissances en physiologie, au paragraphe intitulé : *Utilité de l'anatomie*. C'est là que nous allons trouver la réfutation de toutes les assertions écrites de sa main.

UTILITÉ DE L'ANATOMIE (1).

« Le principal problème à résoudre sur cette matière est celui-ci :

« Jusqu'à quel point la structure de nos organes peut-elle expliquer leurs fonctions ?

« Voici la solution la plus générale qu'on puisse donner de ce problème dans l'état actuel de la science.

« Si nous voulions demander à l'anatomie l'explication de la nature intime de nos actions, de leur essence, si j'ose ainsi parler, je pense que nous la consulterions en vain, et que l'examen le plus minutieux de nos organes ne nous apprendrait rien à ce sujet. Je ne vois, par exemple, aucun rapport

____

(1) Page 27.

entre la structure de la matière nerveuse et la faculté de sentir et de penser, entre la structure du foie et la faculté de
faire plutôt de la bile que de l'urine, entre la structure du tes-
ticule et le merveilleux pouvoir de créer un liquide fécondant,
voire même entre la structure de la fibre musculaire et la
propriété contractile. Je ne doute pas que ce rapport n'existe,
*mais je dis que je ne le vois pas, et je pense qu'on ne le signa-
lera jamais; je dis que l'examen de ces parties ne m'eût jamais
fait découvrir* à priori *les facultés dont elles sont douées.* »

Qu'est-ce donc que la méthode expérimentale? Que signifie
le voyons, touchons, de M. Bérard? Comment ose-t-il parler
de l'organisation comme cause de la vie, quand il sait que la
structure des organes ne nous apprend rien sur leurs fonctions, par quelle route passe-t-il pour arriver par l'analyse
à l'activité de la matière? Cette théorie ne serait-elle que ce
que l'on appelle en terme vulgaire une *gageure*? C'est ce qui
résulte de l'analyse des leçons du professeur Bérard. Comment ne s'en est-il pas aperçu?

Nous pourrions terminer ici l'examen des doctrines physiologiques enseignées à l'école de Paris; mais il faut démontrer
combien cet enseignement est arbitraire et antimédical. Passons donc à la classification des fonctions.

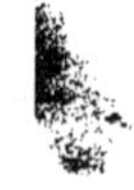

DES FONCTIONS (1).

J'ai dit précédemment, à propos du chapitre relatif à l'utilité de la physiologie, que M. Bérard ne se doutait pas de l'u-
sage de la physiologie en médecine, ni du rôle que cette
science joue en pathologie. Il n'est donc pas étonnant que
pour lui la classification des fonctions ne soit qu'un moyen
plus ou moins commode d'exposer ce que l'on sait, moyen,
du reste, assez gênant d'après le professeur, puisqu'il ne
peut s'astreindre à suivre le cadre qu'il trace, et qu'il pré-
vient ses lecteurs qu'il étudiera à l'occasion les parties et leurs
usages sans se préoccuper de la classification physiologique.

(1) Loc. cit.. p. 294, 311.

Si M. Bérard savait mieux ce que c'est que la physiologie, et comment cette science se divise, il ne prendrait pas si facilement le soin de remplacer les leçons de son collègue le professeur d'anatomie. On en est arrivé à ne plus savoir ce que l'on fait, à ne plus savoir ce que l'on est chargé d'enseigner ! Que doit engendrer dans la tête des élèves une pareille confusion dans l'esprit de leurs maîtres?

Je ne relèverai point les erreurs de détail, historiques et autres, dont fourmille ce chapitre. Libre à M. Bérard d'attribuer à Bichat la division des fonctions en celles qui sont relatives à l'individu et celles qui sont relatives à l'espèce. Je puis cependant lui dire que cette division est une banalité en physiologie, qu'il la trouvera dans les principaux auteurs du seizième siècle, et dans Sylvius de le Boë en particulier; que les fonctions des sexes sont également l'objet d'une division dans Boerhave. Mais qu'importe! Ce que je reproche à M. Bérard, c'est d'avoir renversé toutes les lois de la hiérarchie dans la classification qu'il propose, et de s'être tenu dans de telles généralités que sa classification est tout à fait inutile au médecin. Pour nous, nous pensons que la division de Galien en fonctions animales, vitales et naturelles, est la base la plus conforme aux besoins de l'exposition, et la seule qui dispose les fonctions dans leur ordre hiérarchique. Cette classification présente une lacune dont je ne veux point parler ici, parce que, non-seulement M. Bérard ne l'a point comblée, mais n'en a même pas soupçonné l'existence, tant il est étranger aux données de la séméiotique. Ce que je veux montrer en ce moment, c'est l'arbitraire de la classification qu'il propose :

FONCTIONS RELATIVES A LA CONSERVATION DE L'INDIVIDU.

Fonctions de la vie organique, nutritive ou végétative.
1° La digestion ;
2° L'absorption ;
3° La respiration ;
4° La circulation ;
5° La nutrition ;
6° Les sécrétions.

Fonctions animales. . . . . . . $\left\{\begin{array}{l}\text{1° Fonction des sensations ;}\\ \text{2° Entendement moral ;}\\ \text{3° Innervation ;}\\ \text{4° Fonction des mouvements ;}\\ \text{5° Fonction des expressions.}\end{array}\right.$

FONCTIONS RELATIVES A LA CONSERVATION DE L'ESPÈCE.

Chez la femme. $\left\{\begin{array}{l}\text{Formation des ovules, leur chute spontanée, menstruation.}\\ \text{Gestation.}\\ \text{Accouchement.}\\ \text{Allaitement.}\end{array}\right.$

Chez l'homme. . Sécrétion et excrétion du sperme.

Chez l'embryon. $\left\{\begin{array}{l}\text{Les organes manquent d'abord, et on les voit se former et}\\ \text{passer par des métamorphoses successives. Il y a donc}\\ \text{chez l'embryon des fonctions qu'on ne peut comparer en}\\ \text{tout à celles de l'adulte.}\end{array}\right.$

« En exposant cette classification des fonctions, j'ai aussi indiqué l'ordre dans lequel il me paraît convenable de les décrire, et je vous ai évité cette stérile et fatigante discussion de classifications qu'il a plu à chaque physiologiste de vanter au détriment de toutes les autres. A cet égard, je ne les imiterai pas. Je reconnais que ma classification est fort peu logique, qu'elle réunit des choses disparates, qu'elle sépare des actions qui se ressemblent ; mais elle est commode pour l'étude, et voilà tout ce que je lui demande. »

Cela peut être commode pour M. Bérard, mais quand on demandera à un jeune homme le tableau des symptômes, où le prendra-t-il ? Est-ce qu'il n'y a pas un ordre à suivre dans l'étude des symptômes, est-ce qu'Hippocrate n'a pas tracé cet ordre avec son génie et son bon sens habituels ? Le vice de la classification n'est pas seulement d'être illogique, c'est d'être antimédicale.

CONCLUSION RELATIVEMENT AUX FORCES MOTRICES ENVISAGÉES DANS LES CORPS BRUTS ET LES CORPS ORGANISÉS (1).

Nous avons déjà présenté une profession de foi de M. Bé-

(1) Page 142-3.

rard sur l'activité de la matière. En voici une nouvelle sur les causes premières. Nous terminerons notre examen par cette citation :

« Nous ne connaissons les causes premières de rien (1); les causes premières sont placées à tout jamais au delà de notre intelligence. Qu'est-ce qu'une cause pour nous (2)? c'est un fait qui en précède un autre, et qui paraît l'avoir occasionné. Supposez que nous soyons parvenus à découvrir un fait précurseur des faits d'attraction, ce sera pour nous la cause de l'attraction. Mais nous demanderons alors la cause de ce fait précurseur, la *cause* de la *cause*, et nous remonterons ainsi indéfiniment sans jamais rien saisir. Telle est la tournure irrésistible de notre esprit. Or, comment ont procédé les génies qui ont fixé la philosophie des sciences? Une fois parvenus au dernier fait expérimental, ils ont placé là un nom synonyme de cause ou de force : mais ils n'ont point remonté au delà, à moins que l'expérience ne les y autorisât. Et, par exemple, ils n'ont point prononcé l'identité des fluides électrique, galvanique et magnétique, avant d'avoir obtenu la démonstration expérimentale de cette identité. Ne soyons pas plus audacieux qu'ils ne l'ont été, imitons plutôt leur circonspection. A quels faits-principes arrivons-nous pour les êtres vivants? à des faits de sensibilité, de contractilité, de formation organique. Ces faits ressemblent-ils à ceux d'attraction, de calorique, d'électricité, d'affinité chimique, tels que nous les connaissons? Non. Or, comme nous ne jugeons des forces que par leurs effets, nous sommes autorisé à dire, jusqu'à plus ample informé, que les forces ne sont pas les mêmes dans les deux règnes.

« Ce qui existe au fond, je n'en sais rien : peut-être s'il était possible de remonter dans la filiation des causes, en partant de l'attraction ou de l'électricité d'un côté, de la contractilité et de la sensibilité de l'autre, les verrait-on conver-

----

(1) Pardon : nous connaissons la cause première de tout. Tout homme naît en ce monde pour la connaître, l'aimer et la servir, dit le catéchisme.

(2) Une cause n'est point un fait, ni un phénomène qui *occasionne*.

ger vers une cause unique, celle de l'univers? Mais cette
cause unique, il n'est donné, sans doute, qu'à une seule intelligence de la comprendre, et ce n'est pas à une intelligence
humaine. »

On connaît à présent la physiologie et la métaphysique de
M. Bérard. Ce matérialisme panthéistique ne pouvait engendrer que l'erreur et la confusion en physiologie, et il a porté
ses fruits. A quoi servent toutes ces déclamations sur le grand
Tout auquel les forces des deux règnes aboutissent. Qu'est-ce
que cette cause de l'univers, cette cause unique, pour celui
qui admet l'activité de la matière? Qu'est-ce enfin que cette
intelligence qui seule peut comprendre la cause unique
de l'univers, taudis que cette faculté est refusée à l'intel-
igence humaine? Je ne vois là que du galimatias, et un triste
galimatias.

Rien n'est pourtant plus simple à résoudre que ce problème
des forces de la nature pour qui comprend la condition fondamentale de l'ordre, la biérarchie. Ces forces élémentaires
d'affinité, d'attraction, de calorique, d'électricité, etc., qui
agissent sur les corps bruts, ne leur sont point données à l'exclusion des êtres vivants. Nous les retrouvons dans les végétaux; mais ici elles sont dominées par un principe supérieur
qui se les approprie et les utilise dans les opérations, de telle
sorte que le monde des corps bruts est contenu dans le règne
végétal. A son tour le règne animal présente tous les phénomènes du règne minéral et du règne végétal qu'il domine,
qu'il s'approprie, qu'il utilise au profit d'une force supérieure,
le principe vital des animaux. Celui-ci contient donc les deux
règnes précédents, plus sa force distinctive, l'excitabilité.
Par-dessus ces trois règnes de la nature se trouve l'homme,
qui les résume tous les trois, car il a les propriétés ou les forces des corps bruts, les propriétés ou les forces des végétaux,
les propriétés ou les forces des animaux, et, de plus, il a sa
force propre, l'intellect agissant, qui le place au-dessus et en
dehors des trois règnes qu'il contient et qu'il résume, en
même temps qu'il se les approprie, qu'il les utilise au profit
du principe supérieur qui l'anime. Or, par ce principe supé-

rieur, subsistant, il touche à la hiérarchie des esprits, dont il forme la dernière espèce. Ainsi, âme intellectuelle subsistante dans l'homme, âme sensible dans les animaux, âme ou principe végétatif dans les plantes, forces brutes dans les minéraux, telle est la hiérarchie des causes secondes qui sont l'objet de nos études, chacune des forces supérieures contenant toutes les forces placées au-dessous d'elle dans la hiérarchie. Il n'y a donc point d'antagonisme fondamental dans la nature, ce qui impliquerait un désordre absolu; il y a, au contraire, distinction, subordination et harmonie. L'intelligence humaine est faite pour comprendre et les causes secondes qu'elle voit agir, et la cause première qui a tout disposé avec nombre, poids et mesure. Pourquoi donc abdiquerait-elle son plus beau don et sa plus noble destinée, qui est de connaître, d'aimer et de servir son auteur, qui est esprit comme elle, pour aller s'abîmer dans les entrailles de Panthée?

CONCLUSION.

J'ai dû prendre comme l'expression la plus légitime de l'enseignement physiologique de l'école de Paris, le cours de M. le professeur Bérard, doyen de la faculté, aujourd'hui inspecteur général des études médicales en France. Le talent du professeur, sa haute position, rendent cet enseignement particulièrement dangereux. Je n'entrerai point dans l'énumération des dangers généraux de pareilles doctrines : tout le monde les comprend. Mais je dois insister sur leur danger au point de vue médical, considéré exclusivement dans sa partie scientifique, et abstraction faite de toute question morale. La physiologie organicienne répond à une pathologie organicienne, qui aboutit à une thérapeutique organicienne. Tout cela s'enchaîne; et ce n'est pas sans raison que cette doctrine s'appelle, dans son ensemble, l'organicisme, puisqu'elle ne voit dans l'homme qu'un assemblage d'organes juxtaposés et fonctionnant chacun à sa manière, souffrant chacun à sa manière, et réclamant chacun une thérapeutique particulière. L'organicisme est donc la négation fondamentale de tout spiritualisme, sur le terrain de l'art médical. C'est un dogmatisme médical complet, qui s'appelle lui-même la *médecine moderne*.

Nous avons borné nos études sur ce dogmatisme à la partie physiologique, réservant les autres parties pour un nouvel examen. Qu'avons-nous vu? une impuissance radicale à constituer l'enseignement de la physiologie, à résoudre les problèmes fondamentaux de cette science; à côté de cette impuissance, un art souvent fort habile pour dissimuler la pauvreté de la doctrine, et des déclamations incessantes contre toute idée spiritualiste. Mais ce qui nous a surtout frappé, c'est l'oubli complet des relations de la physiologie et de la pathologie, l'oubli des exigences de celle-ci, et par conséquent la dislocation des études régulières de l'art médical au profit d'un matérialisme stérile, sans preuves, et en contradiction avec les plus simples éléments de la science. On a aussi la prétention de suivre la méthode expérimentale, alors qu'on procède incessamment par voie d'hypothèses; puis on se moque, au nom de cette méthode qu'on ne suit point, de toutes les données sur lesquelles repose et a toujours reposé notre art.

Nous en concluons que la jeunesse médicale est fort à plaindre d'être livrée au monopole d'un enseignement qui ne peut qu'abâtardir son intelligence, sans préjudice des autres dommages qu'il peut lui causer.

DEUXIÈME PARTIE

MÉDECINE.

DU RATIONALISME DOGMATIQUE, EN MÉDECINE, OU DU PHYSIOLOGISME.

Nous avons vu précédemment le rationalisme, sous la principale de ses formes, incapable de coordonner les phénomènes physiologiques, et de comprendre les rapports de la physiologie avec la médecine. Sur le terrain de la pathologie, le rationalisme sera plus impuissant encore ; son rôle se bornera à la négation des vérités les plus importantes et des bases fondamentales de cette science. Si nous voulons mesurer l'abîme d'erreurs où cette fatale doctrine peut entraîner la médecine, il faut nous demander quelle est la question la plus importante en pathologie ; quel est l'objet capital de cette science, celui dont la connaissance importe le plus au médecin ; et nous répondrons de suite : la maladie, la notion de la maladie, est le flambeau dont la lumière se répand sur toute la pathologie, sans lequel l'obscurité se fait partout, en même temps que la confusion devient universelle. Eh bien ! le rationalisme en pathologie n'est autre chose que la négation des maladies. On comprend sans peine que le rationalisme ne nie point qu'il n'y ait des maladies. Pour être dans l'erreur, on n'est pas fou. Mais le mot maladie a deux sens : un sens vulgaire, et un sens scientifique. Dans le sens vulgaire, on appelle tout état morbide une maladie ; mais, dans l'art médical, la pathologie générale apprend à distinguer plusieurs états morbides : la cause, la maladie, le symptôme et la lésion. C'est la maladie, dans le sens scientifique, que nie le rationa-lisme.

Cette négation n'est pas seulement un fait, c'est une néces-sité pour la raison abandonnée à ses propres forces ; et cette nécessité est évidente. En effet, lorsqu'on pose la question de la nature des maladies, il ne s'agit pas seulement de dire à quel caractère on peut reconnaître cet état morbide, et le dis-tinguer de la cause, de la lésion et du symptôme, il faut aller plus loin. Le mot nature vient du mot *nasci* (naître) ; par con-séquent, toutes les fois qu'une question de nature est posée, elle implique à l'instant même une question d'origine. Donc la question de la nature des maladies pose la question de leur origine, et par suite la question de l'origine du mal. Le ratio-nalisme est condamné à considérer ces questions comme in-solubles, ainsi que le philosophe Possidonius, qui nie que la goutte soit un mal, parce qu'il ne comprend pas la nature du mal. Afin de n'être point troublé par la question de l'origine des maladies, ne comprenant point que la maladie soit un mal, il niera la maladie. Telle est la conséquence forcée, la conclusion fatale du rationalisme en pathologie : il n'y a point de maladies. Mais il faut échapper au ridicule de cette conclu-sion, il faut se faire illusion à soi-même et aux autres, et l'on comprend que les rationalistes ne posent pas leur doctrine dans les mêmes termes que nous ; il y a l'art de dissimuler sa pensée, et nous allons exposer la tactique au moyen de la-quelle le rationalisme dissimule la sienne.

Il y a deux manières de nier une chose : la première con-siste dans la négation directe, par laquelle on affirme qu'une chose n'est pas ou ne peut pas être : c'est le procédé de la franchise ; la seconde est la négation indirecte, par laquelle en confondant, en identifiant une chose avec une autre, on la nie et on la supprime effectivement, puisque cette chose de-vient comme si elle n'était pas, et qu'on n'en tient plus aucun compte : ce second procédé est celui des rationalistes. C'est en

confondant, en identifiant la maladie avec le symptôme ou la
lésion, qu'on nie et qu'on supprime le premier de ces états
contre nature. Une hypothèse physiologique établit cette con-
fusi n, cette identification. Aussi Broussais a-t-il très-véridi-
quement et très-heureusement appelé l'erreur générale que
nous signalons du nom de médecine ou de méthode physiologique ; en même temps que, par opposition, la vraie pathologie, la méthode consacrée dans l'art médical, était flétrie sous
le nom d'ontologie par le célèbre réformateur. De telle sorte
que les formules suivantes : médecine moderne, médecine
physiologique, organicisme, hippocratisme moderne, et rationalisme pathologique, représentent un seul et même sophisme, qui consiste dans la négation des maladies.

Nous nous servirons donc du mot *physiologisme*, qui exprime l'abus de la physiologie, la substitution des hypothèses
physiologiques aux vérités médicales, comme on se sert du
mot rationalisme pour désigner l'abus de la raison, la substitution d'hypothèses arbitraires aux connaissances fondamentales
et traditionnelles de l'humanité. Toutefois, on aurait tort de
croire que le physiologisme est une erreur nouvelle en médecine. L'histoire des faux systèmes, depuis celui des quatre
éléments jusqu'à la théorie de l'humorisme épuré, qu'on vient
de substituer à celle de l'irritation, nous prouverait le contraire ; mais, ainsi que j'aurai occasion de le dire et de le démontrer, le bon sens médical, appuyé sur la plus haute parole d'Hippocrate : « Il y a quelque chose de divin dans les
maladies, » a permis à l'art médical d'échapper, en partie du
moins, aux conséquences désastreuses du physiologisme. Ce
qui caractérise le physiologisme moderne, ce qui le distingue
du physiologisme ancien, c'est la lutte acharnée qu'il a en-
gagée contre le bon sens médical, contre les vérités traditionnelles qui forment le légitime patrimoine de notre art. C'est
l'influence qu'il a exercée sur les esprits, au point d'inspirer
le mépris pour les grands maîtres, d'étouffer sous ses cla-
meurs les voix de la tradition, d'établir le règne de l'ignorance
en médecine, de l'ignorance de la médecine dans l'enseignement, dans les livres et dans la pratique. Et tout cela s'est fait

au nom de l'observation et du progrès ! Le physiologisme autrefois n'était qu'une erreur qui se glissait à côté de la vérité. On décrivait une maladie et on cherchait ensuite à l'expliquer par une hypothèse physiologique plus ou moins absurde. Une de ces absurdités en remplaçait une autre ; mais il restait comme fond l'histoire de la maladie. Aujourd'hui le physiologisme est l'esprit de système, l'esprit d'erreur poussé jusqu'au délire. C'est l'ignorance qui s'ignore elle-même, et qui usurpe la place de la science, sans comprendre le mal qu'elle fait. Le plus illustre des représentants du physiologisme moderne, celui qui en a posé les bases et développé la méthode, avec une puissance et un talent vraiment sataniques, est Broussais. La statuaire l'a représenté foulant aux pieds l'ontologie médicale, c'est-à-dire la tradition écrite de la médecine ; elle l'a représenté, dis-je, avec l'expression que Parizet lisait sur les traits du novateur lorsqu'il entrait à l'Académie : *Quærens quem devoret* (1). Étudions donc comment Broussais a dévoré les vérités médicales.

Les artifices dont Broussais se sert pour arriver à nier les maladies, et par suite la méthode médicale, afin d'y substituer une hypothèse physiologique, sont les suivants :

1° Il attaque les nosologistes comme ayant fait des groupes artificiels de maladies, et ayant souvent mal déterminé celles-ci. Naturellement il en conclut que la première condition pour bien classer les maladies est de commencer par les nier. A cet effet :

2° Il suppose que l'essence des maladies est un mystère impénétrable, et que tout le monde est de cet avis. Naturellement il en conclut qu'il ne faut pas sonder ce mystère, puisqu'on ne peut le pénétrer;

5° A la connaissance des essences morbides ou des maladies, il propose de substituer les connaissances qui suffisent, suivant lui, pour en diriger le traitement, ou en prononcer l'incurabilité;

(1) Voyez la statue de Broussais au Val-de-Grâce, dans la cour des étudiants

4° Après s'être étendu sur l'inhumanité qu'il y aurait à accroître ou à prolonger les souffrances des malades par des traitements inutiles, il développe son hypothèse physiologique sur la cause prochaine de la maladie, et déduit de cette hypothèse le traitement qu'on doit lui opposer. C'est ainsi qu'après avoir troublé l'eau, il espère, comme on dit, pêcher plus commodément en eau trouble. Nous allons le laisser lui-même exposer ces sophismes :

« Je viens de dire qu'on ne parviendrait à posséder ce trésor (une bonne nosologie) que par la détermination de la valeur des symptômes. Une pareille proposition ne manquerait point d'élever des objections ; tâchons de les prévoir et de les résoudre d'avance.

« Évaluer un symptôme, c'est faire trois choses : 1° déterminer quel est l'organe dont la souffrance le produit ; 2° expliquer comment cet organe est devenu souffrant ; 3° indiquer ce qu'il faut faire pour qu'il cesse de souffrir.

« On demande tous les jours quelle est la nature ou l'essence des maladies, et l'on répond en s'écriant que c'est un mystère impénétrable. Selon moi, la nature d'une maladie est déterminée quand ces trois questions sont résolues. En effet, quelle autre chose pourrait-on désirer ? Qu'entend-on par cette nature ou cette essence des maladies ? personne ne l'a dit encore. Mais, si l'on ne sait ce que l'on cherche, pourquoi se désoler de ne pas le trouver ? Il est temps de s'entendre sur cette question trop rebattue. Nous ne sommes plus dans un siècle où il soit permis de s'occuper des causes premières. Si l'on veut se servir des mots nature ou essence des maladies, il faut leur attacher un sens bien déterminé. Or, tout ce que nous pouvons espérer de connaître sur la nature d'une maladie, c'est ce qui nous conduit à en opérer la guérison, ou bien à prononcer son incurabilité.

« Avec la première notion, nous procédons au traitement sans hésitation ; à l'aide de la seconde, nous évitons de tourmenter un malheureux par des remèdes pour le moins superflus, et nous nous contentons d'adoucir l'amertume de ses derniers moments. Vouloir en connaître davantage, c'est demander l'impossible; c'est même, ainsi que je l'ai déjà dit, désirer une chose dont on n'a nulle idée.

« Reste à développer par quelles opérations de notre intelligence nous parvenons à la solution des trois questions proposées.

« 1° Pour déterminer quel est l'organe dont la souffrance occasionne les symptômes que l'on observe, il faut connaître tous les organes, tous les tissus qui les constituent, les moyens de communications par lesquels ces organes sont associés entre eux, et les changements que la modification d'un organe fait éprouver aux autres en vertu des lois vitales. L'anatomie et la physiologie nous fournissent ces importantes notions.

« 2° Pour expliquer comment un organe est devenu souffrant, il est indispensable de connaître l'influence des modificateurs ou des agents de la nature sur chacun des organes qui nous composent.

« Mais quelle idée doit-on se faire de cette influence? Voilà le point important, tâchons du moins de l'indiquer.

« La mesure la plus naturelle de l'action de nos organes est déterminée par l'état de parfaite santé. Aussitôt que l'un d'eux s'en écarte, il agit trop ou trop peu ; et presque toujours ces deux modifications existent à la fois dans notre économie. Notre premier travail sera donc de noter sous l'influence de quel agent tel organe a perdu de son action, pendant que tel autre en acquerrait davantage. Que cette opération intellectuelle soit répétée fréquemment et appliquée à tous les organes qui nous mettent en rapport avec les corps extérieurs, nous ne tarderons pas à savoir expliquer, au moins dans la plupart des cas, comment l'organe malade est devenu souffrant. Je choisis pour exemple ceux des organes de notre économie qui nous fournissent le plus de rapports.

« Sous l'influence du froid, la peau perd de son action, les poumons en acquièrent plus qu'ils n'en avaient. Ainsi nous savons déjà comment, après l'impression du froid sur la peau, les poumons peuvent passer à un état de souffrance.

« Par l'impression de la chaleur, la peau transpire avec abondance ; les fluides sont dépouillés de leur véhicule aqueux, et

voilà la raison de la soif qui nous tourmente et de la faiblesse
qui nous accable. Mais la physiologie hygiénique nous apprend, en même temps, que les voies gastriques sont rendues
plus excitables par cette chaleur incommode, et c'est là ce
qui nous explique pourquoi les aliments du règne animal et
les boissons alcooliques sont repoussés par le sens qui réside
dans la membrane interne de ces organes. Que l'on n'ait nul
égard à cet avis de la nature, voilà la sensibilité des viscères
digestifs exagérée. Cependant la connaissance des lois vitales
nous apprend aussi que souvent l'exaltation de la sensibilité
détermine l'inflammation, et que celle de la muqueuse digestive déprave les fonctions du cerveau et celle des muscles,
rougit les yeux, la langue, dénature le mucus de la bouche., etc., etc. C'est ainsi que nous sommes conduits à déterminer, par l'inspection de ces divers phénomènes, non-
seulement que c'est l'organe digestif qui souffre, mais encore
comment il est devenu souffrant.

« Je pourrais appliquer la même méthode à tous nos organes de rapports (qui sont en relation de sympathie) sous
l'influence de tous les modificateurs que l'hygiène nous fait
connaître, et l'on verrait que si la détermination de l'influence
des causes a paru difficile, c'est que, jusqu'à ce jour, on ne l'a
point tentée par la véritable méthode. Mais ce serait anticiper
sur le traité de pathologie que j'ai promis au public. Passons
donc à la troisième question.

« 3° Pour savoir et pour indiquer ce qu'il faut faire, afin
qu'un organe cesse de souffrir, on doit d'abord se rappeler
comment il est devenu malade. En effet, si le froid, en dimi-
nuant l'action de la peau, a augmenté celle des poumons, nous
sommes portés à conclure que la chaleur produira des effets
contraires. D'un autre côté, si la chaleur, en accroissant la
transpiration, a rendu l'estomac plus sensible aux stimulants,
nous saurons d'avance que le froid appliqué à la peau est
propre à détruire cette excitabilité, et qu'en rafraîchissant les
voies gastriques il faut leur épargner les stimulants que leur
sensibilité repousse. Ainsi s'appliqueront les deux axiomes si

connus : *Contraria contrariis curantur... Sublata causa, tollitur effectus.*

«Toutefois, ces notions ne seraient pas suffisantes pour nous guider dans tous les degrés de la maladie, car il est faux que les effets disparaissent toujours aussitôt que les causes ont cessé d'agir. Les causes éloignées laissent après elles des effets souvent très-prolongés, mais alors elles sont remplacées par d'autres causes qu'on appelle prochaines ou secondaires. C'est ainsi que le sang accumulé dans un organe enflammé entretient son irritation et menace de le désorganiser; et c'est là que nous trouvons l'indication de la saignée ; car, si le sang est ici une cause secondaire qui entretient l'irritation que d'autres agents ont provoquée, en soustrayant le liquide nous ferons encore l'application de l'axiome : *Sublata causa, tollitur effectus.* Enfin la connaissance des lois de l'association des organes, que nous devons aux sciences que je viens de nommer. cette même connaissance qui nous a fait expliquer la production des maladies par les influences sympathiques, nous indique le parti que nous pouvons tirer des applications sédatives ou des irritations révulsives.

« C'est par cet enchaînement admirable que nous parvenons à déterminer : 1° que le point de côté, la dyspnée, le crachement de sang, etc., sont les signes d'une maladie inflammatoire du poumon, qui doit céder aux saignées et au rétablissement de la transpiration cutanée ; 2° que la prostration, le dégoût, la soif, la chaleur, la rougeur de la langue et des yeux, la fétidité de l'haleine, sont les indices d'une inflammation de la membrane interne des voies digestives, qui disparaîtra si, tout en rafraîchissant la peau et en la ramollissant, nous avons soin de soustraire l'organe souffrant à l'action des stimulants, de ne lui offrir que des substances de propriété opposée, et même de provoquer une évacuation sanguine dans les régions qui sympathisent le plus étroitement avec lui.

« Aussitôt que nous sommes arrivés au point de tirer de semblables conclusions de la seule inspection des symptômes de la pneumonie et de la gastrite, nous pouvons assurer que la nature de ces deux maladies nous est connue, c'est-à dire que nous possédons à leur égard les seules notions que nous puissions désirer.

« On objectera, peut-être, que le traitement que je viens d'indiquer ne réussit pas infailliblement, et l'on en conclura que, dans ces cas, la nature de ces deux maladies doit être différente... Je réponds que l'incurabilité dépend toujours de l'excès de l'inflammation, qui tient lui-même du retard du traitement, de l'épuisement des forces, ou de la désorganisation ; or, si dans tous ces cas nous ne pouvons rien faire de mieux que d'employer la méthode indiquée, et s'il est certain qu'elle eût toujours réussi dans le moment de l'invasion, on ne doit pas hésiter d'assurer que la nature de ces deux affections n'est point altérée par leur incurabilité.

« Nous pourrions appliquer le même raisonnement à toutes les maladies organiques qui composent la classe informe des cachexies des nosologistes, puisqu'elles sont produites, entretenues, et qu'elles peuvent être guéries, avant l'époque de la désorganisation, de la même manière que les deux phlegmasies aiguës qui nous ont servi d'exemple. La plupart des névroses seraient dans le même cas : on triomphe de ces maladies, quand elles ne sont pas trop invétérées, en écartant les causes qui les ont produites, en s'opposant à l'action d'autres causes analogues qui viendraient entretenir l'irritation en déterminant une modification différente de celle qui constitue le mal, en stimulant, en évacuant dans les endroits qui sympathisent avec l'organe affecté. S'il est des maladies où ces moyens ne réussissent pas, quand ils sont employés avant l'épuisement et la désorganisation, on peut dire que la nature de ces maladies est inconnue ; heureusement elles sont très-peu nombreuses. Je tâcherai de les signaler à l'attention des observateurs dans mon *Traité de pathologie;* en attendant, je me crois autorisé à établir que connaître la nature d'une maladie, c'est savoir : 1° quels sont les organes qui souffrent ; 2° comment ils sont devenus souffrants ; 5° ce qu'il faut faire pour qu'ils cessent de souffrir.

« On voit que les notions dont se compose la science de la nature des maladies sont une connaissance approfondie de l'anatomie, de la physiologie, de l'hygiène, et une comparaison longtemps répétée des symptômes avec l'état des organes après la mort. Or tous ces avantages manquaient aux nosologistes ; il n'est donc pas étonnant que les Sauvage, les Linnée, les Vogel, les Sagar, les Macbride, les Cullen, les Selle et autres auteurs des deux derniers siècles, qui ont essayé de classer les groupes des symptômes transmis par les anciens, n'aient classé que des mots d'un sens mal déterminé et nullement de véritables maladies ; qu'ils n'aient fait, en un mot, que de l'ontologie. »

Examinons cette théorie :

1° Chaque fois que le rationalisme veut arriver à nier les maladies, il s'attaque aux nosologistes, auxquels il reproche d'avoir fait des maladies avec des groupes accidentels de symptômes, et il s'efforce de démontrer que ces groupes reposent sur des rapprochements complétement arbitraires. Cet argument univoque des rationalistes en médecine doit donner à réfléchir aux esprits sérieux. Il pourrait être vrai, en effet, que les nosologistes eussent confondu souvent des concours de symptômes, des périodes de maladies, des lésions, avec des maladies essentielles. Il pourrait se faire que ces nosologistes, ces classificateurs, n'aient point apporté dans leur travail toute la rigueur qu'il comporte ; qu'ils aient rapproché les unes des autres des maladies très-différentes par leurs principaux caractères ; qu'ils en aient séparé à de grandes distances qui présentent entre elles de frappantes analogies, pour qui les connaît bien. Pour moi, je suis très-disposé à considérer ce reproche comme fondé. En effet, les nosologistes ont été jusqu'ici d'assez pauvres médecins. Leur manie d'imiter les botanistes leur a fait croire que toute espèce d'imitation, même la moins intelligente, serait déjà quelque chose de précieux pour notre art. Ces classificateurs n'ont point compris que les botanistes, en présence de ces milliers de milliers d'espèces, font des classifications, pour permettre à l'esprit de saisir d'un coup d'œil cette innombrable quantité d'objets, et que pour cette raison ils les divisent en familles, en ordres, en classes, de manière à réduire le tableau à un petit nombre d'objets.

Mais, en médecine, il n'en est pas de même, il n'y a pas de
milliers de milliers de maladies, par conséquent l'esprit n'a
que médiocrement besoin de ce soulagement, qui résulte de
la substitution des groupes aux individualités ; et la formation de ces groupes ne présente qu'un intérêt secondaire.
Ce que le médecin a besoin de connaître, c'est chaque maladie en particulier, c'est l'histoire de l'association des phénomènes qu'elle présente et de leur évolution, c'est l'histoire des
formes qui différencient chaque maladie spéciale, et méritent
par conséquent une étude et une description particulières ;
c'est l'histoire des degrés dans ces formes, ainsi que l'appré-
ciation des modifications que le génie épidémique ou l'idio-
syncrasie du malade pourra y apporter. Sous ce rapport, il est
vrai de dire qu'il n'y a pas de bonne nosologie. En effet le
côté important, le côté pratique, est celui dont on s'occupe le
moins ; quant à la partie théorique, elle est une imitation fort
grossière des méthodes naturelles. Pour faire une classification en histoire naturelle, on cherche avant tout à déterminer
quels sont les caractères fondamentaux des plantes, et c'est
sur ces bases positives que l'on établit les différences et
les analogies qui permettent de coordonner méthodiquement
tous les objets. En nosologie, on n'y regarde pas de si près :
on fait des groupes sans avoir déterminé préalablement un
principe de définition tiré des caractères essentiels et fondamentaux de toute maladie, qui puisse servir à les coordonner,
c'est-à-dire à les séparer ou à les rapprocher les unes des autres,
suivant des analogies ou des différences positives et réelles.
On se contente de ces à peu près, de ces premières vues, de
ces considérations ingénieuses qui sont le signe de l'imbécil-
lité dans les sciences. Nous n'avons donc aucun intérêt à défendre le mérite des nosologistes contre Broussais. Mais qu'on
nous permette une réflexion : ce ne sont point les nosologistes
qui ont fondé la nosographie, c'est-à-dire l'histoire de chaque
maladie en particulier, c'est dans les monographies qu'on
trouve ces descriptions et non dans les nosologies. Par conséquent les erreurs des nosologistes ne prouvent rien en faveur
de la thèse de Broussais ; elles peuvent établir la légèreté

scientifique avec laquelle on traite souvent les questions les plus difficiles de notre art ; mais ce ne sont pas ces esprits légers qui ont constitué l'histoire des maladies, ce sont les grands médecins dont les travaux se sont succédé et se sont perfectionnés d'âge en âge pendant vingt-quatre siècles. Que fait Broussais ? Va-t-il nous présenter un nouveau principe de définition et de classification des maladies, plus philosophique à la fois et plus pratique que les bases arbitraires sur lesquelles sont fondées les nosologies ? Non. Il va nous proposer de substituer à la détermination des caractères des maladies un roman, une hypothèse sur le symptôme : et c'est à l'aide de cette fausse méthode, qu'il appelle l'évaluation des symptômes, qu'il prétend nous faire jouir du trésor d'une bonne nosologie. Remarquons de suite le sophisme grossier de ce réformateur : il transforme la nosologie en une question de seméiotique. *On ne parviendra*, dit-il, *à posséder ce trésor que par la détermination de la valeur des symptômes ;* mais la science médicale qui s'occupe de déterminer la valeur des symptômes, c'est la seméiotique : ce n'est pas la nosologie. Puis il se trouve qu'évaluer un symptôme, c'est connaître la maladie. Voilà le symptôme substitué à la maladie, ou plutôt confondu avec elle pour arriver à la nier complétement. Mais suivons pas à pas la tactique de Broussais.

2° « On demande tous les jours, dit-il, quelle est la nature ou l'essence des maladies, et on répond en s'écriant que c'est un mystère impénétrable. » Comme ce double *on* qui demande et qui répond est bien imaginé ! On dirait vraiment que tous les médecins considèrent chaque maladie comme un mystère de l'ordre surnaturel, contre lequel la raison humaine vient se briser. S'il en était ainsi, les médecins n'auraient jamais cherché ni à définir ni à classer les maladies. Quand bien même l'essence de chaque maladie renfermerait un mystère, ce mystère serait de l'ordre naturel, par conséquent de ceux que nous pouvons et que nous devons chercher de toutes nos forces à pénétrer. De tout temps on l'a entendu ainsi ; mais une chose si simple ne justifierait pas la phrase suivante : « Selon moi, la nature d'une maladie est déterminée quand ces trois questions sont résolues, c'est-à-dire quand on a déterminé quel est l'organe dont la souffrance produit le symptôme, expliqué comment cet organe est devenu souffrant, et indiqué ce qu'il faut faire pour qu'il cesse de souffrir. » Examinons ces trois questions. Broussais, pour pénétrer le mystère de l'essence de la maladie, l'a d'abord confondue avec le symptôme, puisque c'est celui-ci et non celle-là qu'il faut évaluer : maintenant il va confondre la maladie avec la lésion tout à son aise. Un symptôme, en effet, n'est que l'état contre nature d'une fonction (*actio læsa*) ; par conséquent toute fonction ayant pour support un organe spécial, il n'est pas bien difficile de déterminer l'organe dont la souffrance le produit, quand on a nommé la fonction. Mais le tour est ingénieux. En effet, deux choses égales à une troisième sont égales entre elles : le symptôme est égal à un organe souffrant, la maladie est égale au symptôme, donc la maladie n'est qu'un organe souffrant, donc il n'y a que des lésions, donc il n'y a pas de maladies, donc la nosographie est un roman tout comme la nosologie, donc toute la pathologie se compose de l'anatomie pathologique et de l'étiologie. N'avions nous pas raison de dire : *Diminutæ sunt veritates a filiis hominum*. On voit que le rationalisme en pathologie n'est que la négation des trois quarts des faits que cette science comprend.

3° Suivons jusqu'au bout, pour la mieux dévoiler, la tactique de Broussais. « Selon moi, ajoute-t-il, la nature d'une maladie est déterminée quand ces trois questions sont résolues. En effet, quelle autre chose pourrait-on désirer? Qu'entend-on par cette nature ou cette essence des maladies? Personne ne l'a dit encore; mais, si l'on ne sait ce que l'on cherche, pourquoi se désoler de ne pas le trouver? » Broussais s'évertue à nous annoncer que tout ce qu'on peut connaître dans une maladie, c'est la lésion d'un organe, l'explication de cette lésion, et l'induction qu'on en tirera pour le traitement. Il s'imagine que personne n'a dit ce qu'on entend par nature ou essence des maladies. On pourrait se contenter de renvoyer Broussais à tous les traités de pathologie générale depuis Galien jusqu'à M. Chomel ; mais il est évident que l'ignorance de Broussais n'est que simulée. Il sait très bien que l'on entend par essence d'une maladie les caractères qui la constituent ce qu'elle est ; de même que l'essence de l'oxygène n'est autre chose que les caractères chimiques de ce gaz ; de même que l'essence du lion consiste dans les caractères zoologiques de l'espèce lion ; il sait également très bien que la nature d'une chose consiste dans les caractères et l'origine de cette chose, et que les êtres abstraits, comme les maladies, ne diffèrent point, en genre de connaissance, des êtres concrets. Il sait parfaitement que depuis Hippocrate la question de la nature des maladies a été l'objet de recherches et de définitions incessantes.

Ainsi, dit le père de la médecine : « *Non enim possibile est morborum naturam cognoscere (quod quidem artis est invenire) nisi naturam, singularium in principio, ex quo discreta sunt cognoscat (de Virginum morbis).* » Voilà l'idée de l'unité de type, de nature, pour les *maladies*.

Ainsi, dit Galien : « Je soutiens d'abord que celui qui ne sait pas par méthode le *nombre des maladies* bronchera dès le premier pas qu'il fera dans la pratique ; car, comme il y a autant de méthodes curatives qu'il y a d'espèces de maladies, il n'y a que ceux qui ont un véritable esprit de méthode qui sachent, dans l'énumération qu'ils donnent des maladies, ne point s'arrêter aux propriétés individuelles, ce qui en établirait une infinité, ni s'arrêter aux premiers genres qu'ils rencontrent. »

Ansi, dit Sydenham : « *Naturæ morborum, medicatrices.* » C'est là, en trois mots, tout l'hippocratisme moderne.

On ne peut supposer raisonnablement qu'après avoir critiqué les doctrines médicales de l'antiquité et des temps modernes, Broussais ait oublié subitement toutes ces choses, vulgaires à force d'être connues. Quelle est donc l'intention de Broussais ? de justifier cette première parole : « que la maladie est un mystère impénétrable aux yeux de tout le monde. » Aussi ajoute-t-il : « Mais, si l'on ne sait ce que l'on cherche, pourquoi se désoler de ne pas le trouver ? » Le réformateur aurait dû nous nommer quelques-unes de ces âmes en peine dont la désolation lui paraît en même temps si étrange et si naturelle. Pourquoi Broussais tient-il tant à ce que la maladie soit un mystère impénétrable pour tout le monde? Pourquoi veut-il qu'on tourné la place au lieu de l'attaquer? Voici le nœud de l'énigme : « Il est temps, dit-il, de s'entendre sur cette question trop rebattue; nous ne sommes plus dans un siècle où il soit permis de s'occuper des causes premières. »

Le voilà donc connu, ce secret plein d'horreur!

Il y a donc, comme nous le disions, dans la question de la nature des maladies un problème d'origine, et, ainsi que l'a dit un esprit plein de pénétration : « Chaque fois qu'un philosophe du dernier siècle, ou l'un des disciples de cette philosophie, dit qu'une chose est un mystère, soyez certains qu'il a devant les yeux une importante vérité qu'il comprend, qu'il entend à merveille, et qu'il veut escamoter. » Broussais voit clairement que l'origine des maladies soulève la question des prédispositions morbides, que cette question rappelle à tout le monde le *quid divinum* d'Hippocrate, que le *quid divinum* d'Hippocrate ne s'explique point par la boîte de Pandore, mais par le péché originel. C'est là ce qui cause tant d'anxiété à notre philosophe. Aussi nous annonce-t-il que nous ne sommes plus dans un siècle où il soit permis de s'occuper des causes premières. Broussais a lu Pascal, et il sait à quoi s'en tenir sur la valeur de cette doctrine. « En effet, dit le philosophe chrétien, chose étonnante, que le mystère le plus éloigné de notre connaissance, qui est celui de la transmission du péché originel, soit une chose sans laquelle nous ne pouvons avoir aucune connaissance de nous-même!..... Certainement, rien ne nous heurte plus rudement que cette doctrine, et cependant, sans ce mystère, le plus incompréhensible de tous, nous sommes incompréhensibles à nous-mêmes. Le nœud de notre condition prend ses retours et ses replis dans cet abîme; de sorte que l'homme est plus inconcevable sans ce mystère que ce mystère n'est inconcevable à l'homme. » Broussais est expliqué : son intention est, en apparence, d'éclaircir une question de pathologie générale ; son intention réelle est de nier une doctrine religieuse. Pour arriver à cette négation, tous les moyens sont bons. Périsse la pathologie ! périsse la médecine ! périssent les malades ! plutôt que de ne pas nier une vérité de cette importance ! On comprend, du reste, que Broussais dissimule de son mieux, sous le masque de la théophobie ou de l'horreur des causes premières, l'aversion qu'il éprouve pour la vérité fondamentale de notre art. Aussi ajoute-t-il avec un ton patelin : « Si l'on veut se servir des mots essence ou nature des maladies, il faut leur attacher un sens bien déterminé. »

Qui dit le contraire ?

4° Jusqu'ici nous avons suivi le sophiste, poursuivons le déclamateur. « Or tout ce que nous pouvons espérer de connaître sur la nature d'une maladie, c'est ce qui nous conduit à en opérer la guérison, ou bien à prononcer son incurabilité. Avec la première notion nous procédons au traitement sans hésitation ; à l'aide de la seconde, nous évitons de tourmenter un malheureux par des remèdes pour le moins superflus, et nous nous contentons d'adoucir l'amertume de ses derniers moments. Vouloir en connaître davantage, c'est demander l'impossible, c'est même, ainsi que je l'ai dit, demander une chose dont on n'a nulle idée. » Broussais croit maintenant pouvoir pêcher à son aise dans l'eau qu'il a troublée à dessein. Il suppose qu'il y a des médecins qui espèrent connaître sur la nature des maladies autre chose que ce qui nous conduit à en opérer la guérison ; mais cette limite de l'art médical est consacrée par tout le monde, c'est la fin de la médecine qui en détermine les moyens, la méthode qui circonscrit le champ des investigations ; la question n'est donc pas là. Ce qu'il s'agit de décider, c'est qui a raison, d'Hippocrate disant : *Qui sufficit ad cognoscendum, sufficit ad curandum*, ou de Broussais, qui déclare que, pour traiter les maladies, il est inutile d'en connaître la nature ni l'essence. Vous avez beau déclamer sur les tourments des malheureux en proie à des remèdes pour le moins superflus, sur l'adoucissement de l'amertume de leurs derniers moments ; la question reste tout entière. Il

s'agit de savoir s'il faut préférer la méthode conseillée par Hippocrate à la méthode physiologique de Broussais, la connaissance des phénomènes réels que présente le malade, l'ordre
d'association et de succession de ces phénomènes tel qu'une
observation attentive, méthodique et traditionnelle nous le
font connaître, et ces fondements solides des indications thérapeutiques, à vos vaines hypothèses sur *l'organe souffrant*,
sur la *manière dont il est devenu souffrant*, et enfin sur *ce
qu'il faut faire pour qu'il cesse de souffrir*. Broussais, dans
toute cette exposition, a eu l'air de parler, et il n'a rien dit en
faveur de sa méthode. Il croit la justifier suffisamment par un
appel ridicule aux cœurs sensibles et aux ignorants ; c'est
ainsi que procèdent tous les déclamateurs en médecine : « A
quoi servent, disent-ils, toutes ces connaissances entassées
dans les livres amoncelés eux-mêmes dans vos bibliothèques ?
Si vous ne guérissez point vos malades, qu'importent toutes
ces connaissances nosologiques, nosographiques, étiologiques,
séméiotiques, anatomico-pathologiques, anatomiques et physiologiques ? Il ne s'agit pas de décrire des états morbides
comme un botaniste décrit un herbier ; tout ce qu'il faut savoir se résume en un seul mot : guérir. » On ajoute même :
Medicus dicitur a medendo, non a disserendo. Tel est le thème
de tous les *guérisseurs*, c'est-à-dire de tous ceux qui prétendent baser le traitement et la guérison des malades sur l'ignorance des maladies. Le médecin est le savant qui remplit les
conditions posées par Hippocrate : *Qui sufficit ad cognoscendum sufficit ad curandum.* Le guérisseur est l'ignorant qui
érige en maxime son ignorance, qui, comme Broussais,
s'adresse, pour les exploiter, aux sentiments généreux des familles, et ne parle que d'opérer la guérison, de prononcer l'incurabilité, en attribuant celle-ci à ses confrères ; qui déclame
sur les tourments infligés aux malheureux, et se présente
comme l'ange consolateur qui vient adoucir l'amertume de
leurs derniers moments. Le médecin qui change son titre
contre celui de guérisseur, alors même qu'il guérit, est déjà
fort impatientant ; mais que dire du prétendu guérisseur qui
ne guérit pas !

Le vrai médecin n'a pas trop de la possession de tous les trésors entassés par le temps, le génie et l'expérience dans ces vastes sciences qu'on appelle la physiologie et la pathologie, s'il veut remplir les conditions élémentaires de son art. Comment reconnaîtra-t-il les maladies, s'il ne les connaît sous toutes leurs formes, à toutes leurs périodes, car on ne reconnaît que ce que l'on connaissait déjà? Comment posera t-il un pronostic précis s'il ne connaît la marche des maladies et les signes auxquels l'expérience a attaché, pour chacune d'elles, une valeur telle, que, de leur présence, il conclura avec certitude au danger de la mort, comme, en leur absence, il devra concevoir une légitime espérance de guérison? Enfin osera-t-il procéder au traitement, *sans hésitation*, comme le veut Broussais, quand tout son bagage se composera d'une explication sur l'organe souffrant et d'une hypothèse sur les effets des agents thérapeutiques? Nous savons tous par expérience que la connaissance approfondie des maladies, et l'étude attentive, passionnée même, de la matière médicale et des effets réels des médicaments, dans l'état de santé comme dans l'état de maladie, nous laissent encore trop souvent désarmés en présence des maux que nous devons combattre.

Hâtons-nous de le dire, la question de l'essence, de la nature et de l'origine des maladies n'est un mystère pour aucun de ceux qui cherchent sérieusement la vérité. L'essence d'une maladie n'est autre chose que l'ensemble des caractères qu'elle présente, de telle sorte que l'essence ou la définition de la maladie sont une seule et même chose, sous deux rapports différents. Où est le mystère? — La nature de la maladie comprend son essence et son origine. Nous avons répondu au premier terme, répondons au second. L'origine de la maladie n'est autre chose que la prédisposition héréditaire ou acquise que nous avons pour cette maladie, de telle sorte que prédisposition et maladie sont une seule et même chose sous deux aspects différents, la maladie étant la prédisposition en acte, et la prédisposition n'étant que la maladie en puissance. La maladie est la disposition dans laquelle les fonctions sont troublées et les organes altérés; la prédisposition est la tendance à cette disposition. Où est encore le mystère?

Voulons-nous aller plus loin et remonter jusqu'à la cause la plus éloignée, jusqu'à l'origine même? pas plus de mystère encore. Nous savons que l'hérédité est le mode de transmission des prédispositions morbides aux individus, aux familles, aux nations, aux races, à l'espèce elle-même; et, remontant par cette voie le cours des âges, nous arrivons au premier homme, en qui tous les hommes sont coupables.

Mais voulons-nous aller plus loin et cueillir le fruit de l'arbre de la connaissance du bien et du mal, nos yeux rencontrent les colonnes qui séparent l'homme de Dieu, la raison bornée de l'intelligence infinie. Remarquons bien qu'il en est, pour notre esprit, du mystère de la transmission du péché originel, comme il en est de la lune, pour notre vue, lorsqu'elle se montre sous la forme d'un croissant. Par un côté, l'astre brille à nos yeux et projette sur nous sa lumière; par l'autre côté seulement, il nous échappe et ne nous éclaire point. De même pour le mystère : dans un sens il est impénétrable, et notre esprit ne comprend rien par ce côté, qui est obscurité; mais, dans l'autre sens, il est tout de lumière, et il illumine notre intelligence d'une ravissante clarté. En effet, il nous fait comprendre pourquoi l'enfant souffre dès le sein de sa mère, pourquoi l'homme tout entier n'est que maladie depuis sa naissance, suivant l'expression attribuée à Démocrite; il nous dévoile la loi du travail et de la souffrance, le rapport du mal moral avec le mal physique, enfin la solidarité des peines parmi les hommes; et si, détournant nos yeux de ce flambeau de la médecine, nous considérons un autre abîme de clartés, à côté de la souffrance et de la maladie, nous voyons la terre pleine de remèdes salutaires, et au chevet du malade le médecin, cet ami éclairé, qui peut guérir parce Dieu a fait les habitants de la terre guérissables. Renfermés dans notre sphère médicale, nous découvrons la vérité de ces paroles : « Là où la faute a abondé, la miséricorde surabonde; » et nous sommes obligés de voir, malgré notre modestie ou notre orgueil, que la thérapeutique n'est qu'un rayon de la miséricorde, comme la pathologie n'est

qu'un reflet de l'autre lumière. En tout cela où est le mystère? où est le danger des causes premières? Les pauvres rationalistes ont fait de Dieu un ogre, et ils ferment les yeux,
parce qu'ils en ont peur : tel est le secret de la comédie.

Il est temps d'arriver à juger l'arbre par ses fruits. Jusqu'ici nous avons assisté au curieux spectacle de la négation de la vérité médicale, de la substitution de prétendus mystères à nos connaissances les plus positives ; il faut
voir comment s'applique la méthode nouvelle, la méthode
exempte d'ontologie, de métaphysique, la méthode prétendue
physiologique, la méthode antimédicale en un mot. « Reste,
dit Broussais, à développer par quelles opérations de notre
intelligence nous parvenons à la solution des trois questions
proposées :

« 1° Pour déterminer quel est l'organe dont la souffrance occasionne les symptômes que l'on observe, il faut connaître
tous les organes, tous les tissus qui les constituent, les moyens
de communication par lesquels ces organes sont associés entre
eux, et les changements que la modification d'un organe fait
éprouver aux autres en vertu des lois vitales. L'anatomie et
la physiologie nous fournissent ces importantes notions. »

Ne dirait on pas vraiment que Broussais vient de faire une
découverte? Est-ce que depuis Hippocrate il est un médecin
assez ignorant pour ne pas savoir qu'un symptôme est une
fonction lésée (*actio læsa*), et que toute fonction a pour support un organe, et que tous les organes sont unis entre eux
par des liens de solidarité directs ou éloignés? Le père de la
médecine disait : *Concursus unus, consensus unus, conspiratio
una.* Quelle est donc la tactique de Broussais? c'est de supprimer le rapport du symptôme à la fonction, pour arriver,
comme il l'a fait en un autre endroit, à nous dire poétique-
ment : « Le symptôme, c'est le cri de l'organe souffrant. » Ce
cri, dans la bouche du réformateur, n'est que le cri de la
confusion et de l'ignorance ; car, si le symptôme se rapporte
directement à l'organe lésé, les symptômes doivent se classer
comme les parties du corps auxquelles ils se rapportent, et la

symptomatologie doit être divisée comme l'anatomie, ce qui
est complétement faux. En effet, dans toute la tradition médicale, les symptômes se classent comme les fonctions, et suivent, par conséquent, dans leur distribution, l'ordre des classifications physiologiques, tandis que les lésions sont classées
d'après l'ordre anatomique des parties ; c'est pourquoi leur
histoire porte le nom d'anatomie pathologique. Il serait donc
bien plus raisonnable d'apprendre les éléments de la médecine
que de vouloir l'inventer. On ne confondrait pas la symptomatologie avec l'anatomie pathologique, ce qui est un moyen
de supprimer la symptomatologie, et par suite la séméiotique.
Or Boerhaave disait : « Je préfère un médecin qui ne saurait
que la séméiotique, et qui ignorerait tout le reste, à celui qui
saurait tout le reste et qui ignorerait la séméiotique. » *Diminutæ sunt veritates à filiis hominum.*

« 2° Pour expliquer comment un organe est devenu souffrant, il est indispensable de connaître l'influence des modificateurs ou des agents de la nature sur chacun des organes
qui le composent. » Avant de chercher ces explications, il est
une question préalable qu'il eût été convenable de ne point
escamoter; c'est la suivante : L'homme peut-il devenir malade
sans une influence appréciable des modificateurs ou des
agents de la nature? La plupart des maladies, dit-on, se déve-
loppent spontanément, sans qu'on puisse les attribuer aux
agents extérieurs, et c'est pourquoi on divise la pathologie en
deux classes de maladies, celles qui sont de causes internes
et qui forment la pathologie médicale, et celles qui sont de
causes externes, et qui forment la pathologie chirurgicale. En
outre, Broussais, avant de rechercher l'influence des modificateurs ou des agents de la nature sur chacun des organes qui
nous composent, aurait dû prouver que nous ne sommes
qu'un composé d'organes. L'ignorance des classifications nosologiques traditionnelles et de leur base étiologique, de même
que l'ignorance de la nature de l'homme, sont donc la condition indispensable pour entrer dans les vues de Broussais.
Poursuivons : « Mais quelle idée doit-on se faire de cette influence, voilà le point important, tâchons du moins de l'indi-

quer : *la mesure la plus naturelle de l'action de nos organes
est déterminée par l'état de parfaite santé.* »

Il n'y a qu'un malheur pour la mesure naturelle de
Broussais, c'est que l'état de parfaite santé n'existe pas, et
n'est, par conséquent, qu'une pure utopie, ainsi que nous
l'avons fait voir à propos de la physiologie de M. le professeur
Bérard.

« Aussitôt que l'un d'eux (de nos organes) s'en écarte (de
la mesure la plus naturelle d'action), il agit trop ou trop peu,
et presque toujours ces deux modifications existent à la fois
dans notre économie. »

Il est très-habile et très-commode de réduire tous les changements qui peuvent survenir dans nos organes à du trop ou
du trop peu, et de supprimer les changements dans la qualité,
en insistant exclusivement sur les changements dans la quantité; c'est un moyen d'arriver à une mesure. Les qualités ne
se mesurent pas si facilement par du plus ou du moins. Quant
à cette assertion, que presque toujours ces deux modifications en plus et en moins existent à la fois dans notre économie sur deux organes différents, il aurait été nécessaire d'é-
tablir que cette solidarité est incompatible avec l'état de santé.
Or le contraire est parfaitement démontré par l'histoire de la
solidarité des sécrétions.

« Notre premier travail sera donc de noter sous l'influence
de quel agent tel organe a perdu de son action pendant que
tel autre en acquérait davantage. Que cette opération intellectuelle soit répétée fréquemment, et appliquée à tous les organes qui nous mettent en rapport avec les corps extérieurs,
nous ne tarderons pas à savoir expliquer, au moins dans la
plupart des cas, comment l'organe malade est devenu souffrant. »

Admettons pour un instant que la méthode soit bonne, nous
aurons deux organes souffrants au lieu d'un, celui qui agit
trop et celui qui agit trop peu ; pourquoi donc ne parler que
d'un seul ? Mais c'est là la moindre des objections ; nous aurons beau répéter, tant que nous voudrons, cette opération
intellectuelle et l'appliquer à tous les organes successivement.

nous n'arriverons pas à trouver que ces changements appartiennent à un autre état que la santé. En effet, l'exercice de chaque organe concentre sur lui la vitalité aux dépens des autres organes. C'est ainsi que le cerveau, pendant le travail intellectuel ; l'estomac, pendant la digestion ; le poumon, pendant les efforts, la marche précipitée ; les muscles, pendant les exercices, sont le siége d'une vitalité exagérée. Et cette exagération, tout à fait compatible avec l'état de santé, peut aller jusqu'à la fluxion, si elle se répète fréquemment, jusqu'à une fluxion habituelle, jusqu'à l'hypertrophie. C'est ce qui fait dire que l'exercice développe les organes : témoins les bras des boulangers, les jambes des danseurs, les poumons des habitants du Nord, etc., etc... Les explications de Broussais ne nous apprennent donc ni comment l'organe malade est devenu souffrant, ni comment l'organe souffrant est devenu malade, ni surtout comment un malade n'est qu'un organe souffrant, ce qu'il aurait fallu commencer par établir rigoureusement. Cette prétendue méthode étiologique n'est donc qu'un jeu de physiologie.

L'exposition de la méthode physiologique ou rationaliste en médecine nous paraît si importante comme erreur à détruire, que nous ne craindrons pas d'être un peu long afin d'en démontrer au lecteur toute la fausseté. Suivons donc jusqu'aux exemples de Broussais. « Je choisis, dit-il, pour exemple ceux des organes de notre économie qui nous fournissent le plus de rapports.

« Premier exemple : Sous l'influence du froid, la peau perd de son action, les poumons en acquièrent plus qu'ils n'en avaient. Ainsi nous savons déjà comment, après l'impression du froid sur la peau, les poumons peuvent passer à un état de souffrance. »

C'est-à-dire que nous ne savons absolument rien sur le passage de l'état de santé à l'état de maladie. En effet, l'action de la peau peut diminuer sous l'influence du froid, celle de la muqueuse bronchique augmenter, sans aucun état de souffrance. Broussais aurait dû se souvenir que, lorsqu'il était petit enfant, sa bonne lui a dit bien souvent : « Pleure, pleure.

tu *transpireras* moins, » et qu'elle n'avait nullement la prétention de lui expliquer comment les organes malades deviennent souffrants, ni comment les organes souffrants
deviennent malades. Le premier exemple choisi par Broussais
n'est que ridicule.

Second exemple : « Par l'impression de la chaleur, la peau
transpire avec abondance : les fluides sont dépouillés de leur
véhicule aqueux, et voilà la raison de la soif qui nous tourmente et de la faiblesse qui nous accable. »

Ni la soif ni la faiblesse, après la transpiration, ne sont des
maladies. Continuons :

« Mais la physiologie hygiénique nous apprend en même
temps que les voies gastriques sont rendues plus *excitables*
par cette chaleur incommode. »

Que signifie, dans une explication, le mot excitable? il ne
faut pas introduire des théories subrepticement.

« Et c'est là ce qui nous explique pourquoi les aliments du
règne animal et les boissons alcooliques sont repoussés par le
sens qui réside dans la membrane interne de ces organes. »

Que Broussais aille donc raconter ces billevesées à un chasseur qui a battu la plaine au soleil, toute la journée ; que, pour
réparer les pertes de la journée, il lui propose un verre d'eau
et une soupe maigre : il saura si le sens qui réside dans la
membrane interne des organes digestifs repousse le vin et le
rôti.

« Que l'on n'ait nul égard à cet avis de la nature, voilà la
sensibilité des viscères digestifs exagérée. »

Voilà, au contraire, la *sensibilité* des organes digestifs parfaitement calmée.

« Cependant la connaissance des lois vitales nous apprend
aussi que souvent l'exaltation de la sensibilité détermine l'inflammation. »

Broussais, sous le nom de lois vitales, confond les lois de la
santé et les lois de la maladie. La connaissance des lois de la
santé nous apprend qu'il faut manger quand on a faim, et
boire quand on a soif. La connaissance des lois pathologiques
nous enseigne que l'exaltation de la sensibilité, qu'on appelle

la douleur, est un des quatre caractères de l'inflammation, ce qui suppose que l'inflammation préexiste à l'exaltation de la sensibilité. Confusion et toujours confusion. Maintenant vient le roman ; nous allons voir tout ce que les lois vitales apprennent à Broussais.

.« La connnaissance des lois vitales, dit-il, nous apprend que l'inflammation de la muqueuse digestive déprave les fonctions du cerveau et celle des muscles ; rougit les yeux, la langue ; dénature le mucus de la bouche, etc., et ? C'est ainsi que nous sommes conduits à déterminer, par l'inspection de ces divers phénomènes, non-seulement que c'est l'organe digestif qui souffre, mais encore comment il est devenu souffrant. »

Broussais trace un tableau fort incomplet de la gastrite, qui ne nous apprend ni que c'est l'organe digestif qui souffre, ni comment il est devenu souffrant. Dans une angine, les fonctions du cerveau sont dépravées par la céphalalgie, celles des muscles par la fièvre, les yeux sont rouges, ainsi que les bords de la langue, le mucus de la bouche est singulièrement dépravé : par conséquent l'historiette de Broussais est de la nosographie ridicule et de l'étiologie absurde.

« Je pourrais, dit-il, appliquer la même méthode à tous nos organes de rapports, sous l'influence de tous les modificateurs que l'hygiène nous fait connaître, et l'on verrait que, si la détermination de l'influence des causes a paru difficile, c'est que jusqu'à ce jour on ne l'a pas tentée par la véritable méthode. »

Le grand réformateur ne s'aperçoit pas qu'il fait purement et simplement de la *littérature facile,* de celle que M. Nisard appelle *inutile et dangereuse*, ce qui lui convient parfaitement, car elle est inutile au médecin et dangereuse pour le malade. Broussais ne se doute même pas qu'il ne voit point les difficultés de l'étiologie, et il prend son aveuglement pour une méthode nouvelle. Passons donc avec lui à la troisième question.

5° « Pour savoir et pour indiquer ce qu'il faut faire pour qu'un organe cesse de souffrir, on doit d'abord se rappeler comment il est devenu malade. »

Broussais devrait bien se rappeler qu'une maladie est un homme malade et non un organe souffrant ; qu'un organe peut être altéré parce que l'homme est malade ; mais qu'un homme n'est pas malade, si ce n'est en genre de maladies chirurgicales ou d'empoisonnements, parce qu'un de ses organes est souffrant. Par conséquent, toute la troisième partie de la méthode de Broussais est fausse par sa base. Mais suivons son raisonnement.

« Si le froid, dit-il, en dominant l'action de la peau, a augmenté celle des poumons, nous sommes portés à conclure que la chaleur produira des effets contraires. »

C'est sans doute pour cela que l'expérience apprend à frotter avec de la neige les individus soumis à la congélation, et que la chaleur les tue. Les conclusions naturelles pourraient être très-dangereuses à la nature.

« D'un autre côté, si la chaleur, en accroissant la transpiration, a rendu l'estomac plus pénible aux stimulants, nous saurons d'avance que le froid appliqué à la peau est propre à détruire cette excitabilité, et qu'en rafraîchissant les voies gastriques, il faut leur épargner les stimulants que leur sensibilité repousse. Ainsi s'expliquent les deux axiomes si connus : *Contraria contrariis curantur... Sublatâ causâ, tollitur effectus.* »

Broussais aurait dû ajouter : Et voilà pourquoi votre fille est muette. Quelles explications ! Quand on a eu trop chaud il faut appliquer le froid pour détruire l'excitabilité de l'estomac, et de plus il faut rafraîchir les voies gastriques. Qu'est-ce que tous ces rafraîchissements et cette médecine de limonadier ont à faire avec les deux axiomes : *Contraria, contrariis, curantur... Sublatâ causâ, tollitur effectus ?* Où sont les contraires ? où sont les causes ? Broussais aurait mieux fait d'écrire *abracadabra*, ce serait plus clair. Mais nous ne sommes pas encore arrivés au sublime de cette méthode.

« Toutefois, dit Broussais, ces notions ne seraient pas suffisantes pour nous guider dans tous les degrés de la maladie (il oublie que le mot maladie est banni de la science, que son essence est un mystère impénétrable, et qu'un mystère impé-

nétrable n'a pas de degrés), car il s'en faut que les effets disparaissent toujours aussitôt que les causes ont cessé d'agir (ce qui
prouve que ce que Broussais appelle des causes ne sont pas
des causes ; autrement, si les effets persistaient après les causes, ils seraient des effets sans cause). Les causes éloignées
(qu'entend Broussais par ces paroles?) laissent après elles des
effets souvent très-prolongés; mais alors elles sont remplacées
par d'autres causes qu'on appelle prochaines ou secondaires
(qui a jamais parlé un pareil patois en étiologie?). C'est ainsi
que le sang accumulé dans un organe enflammé entretient son
irritation, et menace de le désorganiser, et c'est là que nous
trouvons l'indication de la saignée, car si le sang est ici une
cause secondaire qui entretient l'irritation que d'autres agents
ont provoquée, en soustrayant ce liquide, nous ferons encore
l'application de l'axiome : *Sublatâ causâ, tollitur effectus.* »

Que signifient ces mots : sang *accumulé* dans un organe enflammé? Ce sang est-il dans ses vaisseaux ou hors de ses
vaisseaux? est-il coagulé, ou n'est-il pas coagulé ? est-il combiné avec la trame organique de la partie, ou l'environne-t-il
simplement? Voilà ce que le mot *accumulé* ne nous fait pas
comprendre ; mais, comme il s'agit d'un organe enflammé et
d'inflammation, nous savons l'histoire de celle-ci, par conséquent que le sang est extravasé, qu'il est combiné avec la
trame organique, que les capillaires sont oblitérés par des
stases sanguines, que ce sang ne peut être soustrait directement par la saignée, que l'absorption seule peut le faire dis-
paraître, si l'inflammation se termine par résolution, que l'on
peut, dans certains cas, soustraire tout le liquide des vaisseaux
sans que la résolution de l'inflammation ait commencé; que,
par conséquent, l'axiome *Sublatâ causâ, tollitur effectus* se
réduit, dans la méthode de Broussais, aux deux sophismes :
1° *Ignoratio elenchi ;* 2° *non causa pro causâ.*

« Enfin la connaissance des lois de l'association des organes
que nous devons aux sciences que je viens de nommer, cette
même connaissance qui nous a fait expliquer la production
des maladies par les influences sympathiques, nous indique le

parti que nous pouvons tirer des applications sédatives et des irritations révulsives. »

Broussais veut sans doute parler de la science qui nous dévoile l'organe souffrant, et de celle qui nous découvre comment il est devenu souffrant. Il y a de l'inconvénient à décorer des niaiseries du nom de science : on risque à faire prendre les sciences réelles pour des niaiseries. Si les applications sédatives ou les irritations révulsives n'ont pas d'autre base, on fera bien de s'en abstenir, ou du moins de ne pas compter sur leur efficacité.

« C'est par cet enchaînement admirable (Broussais s'admire, et il y a bien de quoi) que nous parvenons à déterminer : 1° que le point de côté, la dyspnée, le crachement de sang, etc., sont les signes d'une maladie inflammatoire du poumon, qui doit céder aux saignées et au rétablissement de la transpiration cutanée. »

Broussais fait le même raisonnement pour la gastrite, et il ajoute :

« Nous pourrions appliquer ce même raisonnement à toutes les maladies organiques qui composent la classe informe des cachexies des nosologistes... La plupart des névroses seraient dans le même cas... S'il est des maladies où ces moyens ne réussissent pas quand ils sont employés avant l'épuisement et la désorganisation, on peut dire que la nature de ces maladies est inconnue ; heureusement elles sont très-peu nombreuses. »

L'expérience a prononcé sur la valeur de la méthode thérapeutique de Broussais, et il est fort inutile de dire à quel point il s'est fait illusion. Nous pouvons donc nous considérer comme autorisés par la pratique universelle des médecins à établir, contrairement à son assertion, que connaître la nature d'une maladie, c'est tout autre chose que de savoir : 1° quels sont les organes qui souffrent ; 2° comment ils sont devenus souffrants ; 5° ce qu'il faut faire pour qu'ils cessent de souffrir.

Nous continuerons à démentir purement et simplement les

affirmátions de notre auteur, et à remplacer ses affirmations par une négation pure et simple.

On voit que les notions dont se compose la science de la nature de la maladie ne sont pas seulement une *connaissance approfondie de l'anatomie, de la physiologie, de l'hygiène, et une comparaison longtemps répétée des symptômes avec l'état des organes après la mort;* mais qu'avant tout la science des maladies est une science à part, une science distincte, que tout le monde appelle la nosographie. Déjouons le dernier sophisme de Broussais, qui est le premier que nous ayons signalé :

« Tous ces avantages (c'est-à-dire une connaissance approfondie de l'anatomie, de la physiologie, de l'hygiène, et une comparaison longtemps répétée des symptômes avec l'état des organes après la mort) manquaient aux nosologistes; il n'est donc pas étonnant que les Sauvage, les Linné, les Vogel, les Sagar, les Macbride, les Cullen, et autres auteurs des deux derniers siècles, qui ont essayé de classer les groupes de symptômes transmis par les anciens, n'aient classé que des mots d'un sens mal déterminé, et nullement de véritables maladies; qu'ils n'aient fait, en un mot, que de l'ontologie. »

C'est toujours le même sophisme : profiter de quelques erreurs des nosologistes pour nier toute l'histoire des maladies essentielles que la tradition écrite, depuis Hippocrate jusqu'à nos jours, nous présente comme l'immuable tableau des misères auxquelles l'homme est assujetti. Autant vaudrait dire que la zoologie n'existe pas, et que Buffon ainsi que Cuvier ont décrit des groupes insignifiants de parties similaires et de parties organiques, transmis par les anciens, et n'ont classé que des mots d'un sens mal déterminé, en un mot, n'ont fait que de l'ontologie, parce qu'il a pu se glisser dans leurs classifications des variétés prises pour des espèces, ou des espèces prises pour des variétés. Autant vaudrait dire que Linné et de Jussieu n'ont fait que de l'ontologie. Autant vaudrait dire que les chimistes n'ont fait que de l'ontologie, parce qu'ils ont pu introduire quelques corps composés dans la liste des corps élémentaires. Autant vaudrait dire enfin que la physique n'est que de l'ontologie, parce que les physiciens ont distingué radicalement les unes des autres les forces du règne minéral, et séparé la pesanteur, le calorique, l'électricité, le magnétisme et la lumière, les uns des autres.

La négation de Broussais est donc complétement dénuée de valeur scientifique, et la fausse méthode qu'il a voulu substituer à la nosographie est la conception la plus fausse et la plus arbitraire qui puisse entrer dans la tête d'un médecin.

Du reste, Broussais lui-même s'est chargé de démontrer la vanité de sa méthode, quand il a voulu combattre Pinel, et réduire à une seule maladie, la gastro-entérite, toutes les fièvres considérées comme essentielles par ce dernier auteur. Il n'a plus employé la méthode physiologique dans ce cas ; il a montré, avec le bon sens médical traditionnel, que les diverses fièvres de Pinel n'étaient que les périodes diverses d'une seule et même maladie, caractérisée par le même ensemble de symptômes et de lésions. C'est donc par inconséquence vis-à-vis de sa méthode qu'il a eu raison ; malheureusement il n'a pas su, dans cette question même, être assez inconséquent avec sa fatale doctrine ; il a voulu faire de la gastro-entérite aiguë ou chronique l'explication de presque toutes les maladies, et cette exagération a gâté le plus beau travail pyrétologique des temps modernes. Semblable à Milon de Crotone, Broussais a abusé de sa force, et nous l'avons vu, les mains serrées entre les deux parties de l'arbre de la tradition médicale, qu'il avait violemment disjointes, servir de pâture à je ne sais plus quelles célébrités.

Enfin Broussais, en publiant l'*examen des doctrines médicales*, en montrant que le rationalisme en médecine, ou le physiologisme, n'avait jamais produit que des extravagances, nous a laissé la preuve la plus convaincante de la fausseté et du danger de cette méthode. S'il eût été logicien, il aurait compris que, tout le monde ayant échoué dans ces tentatives, il était temps d'y renoncer et de marcher, avec la tradition et le bon sens, hors de la voie des hypothèses qui engendrent les faux systèmes ; mais le rationaliste a préféré compléter les extravagances qu'il avait flagellées, par l'extravagante théorie de l'irritation, et nous devons dire, pour terminer, que ceux qui l'ont réfuté n'ont pas compris plus que lui l'absurdité de sa méthode, puisqu'ils l'ont combattue en substituant à l'hypothèse de l'irritation d'autres hypothèses qui ne valent pas mieux. On a donc adopté généralement la méthode de Broussais, on a suivi le physiologisme, seulement on a changé le procédé. Au lieu du physiologisme solidiste, nous avons eu le physiologisme vitaliste, le physiologisme humoriste, et, telle a été la puissance de Broussais, que ses adversaires n'ont pu être autre chose que ses élèves, ses imitateurs et ses dupes.

La suite de ce travail le prouvera surabondamment.

Le rationalisme en médecine n'a pas seulement envahi les esprits déjà subjugués par la philosophie du dix-huitième siècle : il s'est emparé des hommes religieux, qui n'ont pas compris toute la portée du physiologisme, et ont cru qu'il était tout entier dans l'hypothèse broussaisienne de l'irritation. Aussi avons-nous vu ces médecins chercher à substituer d'autres hypothèses à l'hypothèse favorite de Broussais, sans se douter qu'ils adoptaient sa méthode, et se bornaient à en modifier le procédé. De là deux tentatives, l'une que l'on appelle l'humorisme moderne, ou épuré; l'autre qui se nomme l'hippocratisme moderne.

Hypothèse de M. Andral. Cet habile médecin a pensé que les altérations du sang, sur lesquelles il a publié les plus remarquables expériences, pouvaient être considérées comme la *cause expérimentale* des maladies. Mais on lui fit remarquer que, s'il en était ainsi, le médecin ne devait plus s'occuper de traiter les maladies comme on le fait généralement, que la seule indication à remplir était de ramener les proportions des éléments du sang à leur type normal. Voyant que l'humorisme moderne ou épuré conduisait à bouleverser toutes les idées et toute l'expérience en thérapeutique, M. Andral, avec une parfaite justesse d'esprit, a répondu que, par derrière ces états, ces altérations des solides et des liquides, il y avait l'organisme, qui, dans l'état de santé, engendre des produits sains, et qui, dans l'état de maladie, donne naissance à des produits altérés. Or l'organisme, dans l'état de maladie, c'est la maladie elle-même. Pour soutenir que les altérations du sang sont la cause expérimentale des maladies, il aurait donc fallu avancer que : les *maladies* sont la cause des altérations du sang, qui sont la cause expérimentale des *maladies*. L'humorisme moderne serait, par conséquent, la plus évidente des erreurs.

Les altérations du sang sont et peuvent être la cause *instrumentale* de certains phénomènes morbides : voilà ce que tout le monde sait et reconnaît. D'une autre part, l'étude des altérations du sang, comme l'a su faire le savant professeur de médecine générale, est devenue une source de renseignements précieux en séméiotique. Par suite de ses heureuses qualités, M. Andral a donc échappé à l'esprit de système, et l'humorisme moderne est mort-né.

Il en est de même de l'hippocratisme moderne, tel que l'a formulé M. Cayol : « Ce système n'a jamais vécu, et par conséquent n'a jamais fait grand mal, puisqu'il n'a rien produit, ni livres, ni disciples. Cependant son auteur est loin de croire, comme nous, à l'inanité absolue de ce qu'il appelle sa doctrine. »

Cette prétendue doctrine se résume en trois propositions :

La maladie est une *fonction* ;

L'inflammation est une *fièvre locale* ;

La fièvre est une *inflammation générale*.

« C'est, dit M. Cayol, dans l'*hippocratisme moderne* qu'on trouve, pour la première fois, la maladie en général, la fièvre et l'inflammation, considérées comme des actes essentiellement vitaux, et définies d'après ce caractère. »

Nous trouvons les trois définitions de M. Cayol trop agréables pour en entreprendre la réfutation sérieuse. Elles nous rappellent une anecdote qui fera comprendre notre réserve.

L'un des quarante de l'Académie française se présente un jour à Cuvier en lui disant : « Je viens vous soumettre une question d'histoire naturelle. Chargé de rédiger une partie de la lettre E de notre Dictionnaire, à propos du mot *écrevisse*, j'ai écrit :

« L'écrevisse est un poisson rouge, qui marche à reculons.

—Monsieur, répliqua Cuvier, votre définition est excellente; à ces traits, tous les mangeurs d'écrevisses (et ils sont nombreux) les reconnaîtront. »

Au moment de prendre congé de son confrère, Cuvier lui dit à l'oreille : « Entre nous, l'écrevisse n'est pas un poisson, l'écrevisse n'est pas rouge, l'écrevisse ne marche pas à reculons. A part cela, votre définition est parfaite; conservez-la, dans l'intérêt... des mangeurs d'écrevisses. »

Il en est de même des définitions de M. Cayol : la maladie n'est pas une *fonction*, l'inflammation n'est pas une *fièvre locale*, et la fièvre n'est pas une *inflammation générale*. A part cela, les formules de M. Cayol sont excellentes, et je l'engage à les conserver, dans l'intérêt... des mangeurs d'écrevisses ou des futurs hippocratistes modernes.

Aristote demande quel est le plus sot de celui qui trait un bouc ou de celui qui lui tient le baquet, c'est-à-dire de celui qui débite des sornettes en matières graves, ou de celui qui perd son temps à les réfuter sérieusement: *adhuc sub judice lis est*.

La littérature facile, en médecine, dont nous venons d'exposer un échantillon, ne s'étend pas toujours à toutes les maladies. Les dupes du *physiologisme* se bornent quelquefois à l'explication d'une seule maladie; telles sont, par exemple, l'hypothèse du passage du pus dans le sang pour expliquer la diathèse purulente, traumatique ou puerpérale; l'hypothèse de la bile âcre comme cause de la fièvre typhoïde, etc., etc. On pourrait multiplier les citations à l'infini, et sans utilité. Broussais règne et gouverne partout, à l'insu de ses pauvres sujets, qui se réjouissent de la *mort* de l'irritation. Font-ils donc autre chose que d'*évaluer* des symptômes à la manière de leur maître?

Enfin, il faut bien le dire, le physiologisme est le père de la médecine d'almanach. S'il est vrai que la fièvre typhoïde soit produite par la *bile âcre*, pourquoi une foule de maladies ne seraient-elles pas engendrées par des *sérosités âcres* qui vont se promener dans l'économie aux dépens de nos tissus et de nos organes? Pourquoi, enfin, ne pas faire sortir ces sérosi-

7

tés âcres, dont on craint les amas, à l'aide d'une évacuation par haut et par bas? Voilà la médecine Leroi.

Vous dites que toutes les maladies viennent du dehors, que « *la vie, considérée dans ses rapports avec le monde extérieur, ne consiste que dans une lutte ou réaction incessante de l'organisme contre les lois générales de la gravitation et de l'affinité, de la propagation du calorique, de l'électricité, du magnétisme, et peut-être encore d'autres agents inconnus* (1). » Un autre manichéen (2) que vous, manichéen comme vous, vient nous apprendre que ces *autres agents inconnus* dont vous parlez lui sont parfaitement connus : que ce sont de petites bêtes qui font mourir les grosses, et qui, en attendant, les font souffrir ; qu'il faut détruire ces petites bêtes pour sauver les grosses. Eh bien, en vertu de la logique, il n'y a pas à reculer, manichéens, *camphrez-vous !*

CONCLUSION DE LA SECONDE PARTIE.

Le physiologisme, avons-nous dit, est l'abus de la physiologie, et maintenant il est facile de comprendre en quoi consiste cet *abus*. Rien n'est plus simple : c'est de vouloir expliquer *physiologiquement* la maladie en général, et chaque maladie en particulier. Or la physiologie peut servir à distinguer et à classer les états morbides ; mais elle ne peut les expliquer. En effet, la maladie étant la privation, le contraire de la santé, pour expliquer la première, il faudrait pouvoir expliquer au moins la seconde, et c'est impossible. Nous ne connaissons et nous ne définissons la santé que par ses caractères, ce qui est une connaissance purement empirique, le premier degré de la connaissance humaine. Nous allons un peu plus loin dans la connaissance de la vie, nous arrivons à la connaissance étiologique ou philosophique, qui est le second degré, puis-

---

(1) Cayol aphorisme 5ᵉ).

(2) « *Pour les hermogéniens et les manichéens, Dieu n'avait créé le monde que d'une matière mauvaise en elle-même et source de tout mal.* » (Le P. Ventura.) — Cette erreur est le fondement de l'*hippocratisme moderne*, comme on peut le voir par la citation qui précède.

que nous connaissons la vie par ses causes, cause première et
cause seconde. Mais nous ne possédons pas le troisième degré,
qui est la connaissance mathématique. Ce degré est le seul
qui permette les explications scientifiques des phénomènes.

Sous le rapport du degré de notre connaissance en physiologie, certains médecins vivent dans des illusions in-
croyables. Ainsi Bichat, dans la préface de l'*Anatomie générale*, n'hésite point à dire qu'il a fait pour la physiologie ce
que Newton a fait pour le mouvement des corps à grande ou
à petite distance. Il en est de même de M. Cayol, qui prend
les deux mots *force vitale* pour un binôme, et qui croit aussi
avoir formulé par ces deux mots les lois de la vie, comme
Newton a formulé la loi de l'attraction dans le célèbre théo-
rème : « *Les corps s'attirent en raison directe des masses et
en raison inverse du carré des distances.* » C'est un véritable
délire que cette prétention. Déjà cependant M. Magendie en a
fait justice, et M. Bérard lui-même la repousse comme une
absurdité. Rien n'y fait. On veut expliquer par la physiologie
ce qui est inexplicable par cette science, et, pour atteindre le
but, on la torture de mille manières : l'un fait de la physiologie mécanique, l'autre de la physiologie chimique, un troisième est animiste, un autre organicien, d'autres sont vitalistes ; tous dans l'intention d'expliquer les maladies par la
mécanique, la physique, la chimie, par l'âme, par les tissus
et les organes, par un principe vital non défini : tous sont
fous, médicalement parlant.

Chacune de ces sectes réfute les autres parfaitement. Le
mécanicien se moque du chimiste, qui se moque du physicien. L'organicien rit de voir l'animiste placer la maladie dans
l'âme ; l'animiste rit de l'organicien, qui la place dans un solide ou dans un liquide ; l'idéaliste trouve le localisateur absurde, et le localisateur se gausse de l'idéaliste, animiste ou
vitaliste. Tous ont raison dans leur critique ; chacun d'eux
prouve que le système est faux et absurde quand il est exposé
par son antagoniste. De cet ensemble de réfutations que conclure, si ce n'est que le physiologisme est une source d'er-

reurs dangereuses, absurdes, et que ce fruit du rationalisme
en médecine est un fruit de mort?

On pourra donc maintenant apprécier la valeur de ces propositions de Broussais.

CDLXII

« La nature des maladies doit être, pour le médecin, ce
qui fournit les indications curatives. Elle résulte donc : 1° de
la connaissance des modifications qui ont exalté, diminué ou
dénaturé d'une manière quelconque, l'action de l'organe primitivement affecté ; 2° de celle de l'influence de cet organe
sur les autres ; 5° de celle des modificateurs qui peuvent ré-
tablir l'équilibre, ou du moins diminuer l'intensité de la maladie. La nature des maladies résulte donc, pour le médecin,
de la modification physiologique appréciable des organes. »

CDLXIII

« Les groupes de symptômes que l'on donne pour des maladies, sans les rapporter aux organes dont ils dépendent, ou
bien en les rapportant aux organes sans avoir bien déterminé
la nature de l'aberration physiologique de ces derniers, sont
des abstractions métaphysiques qui ne représentent point un
état morbide constant, invariable, et dont on soit assuré de
trouver le modèle dans la nature : ce sont donc des entités
factices, et tous ceux qui étudient la médecine par cette méthode sont des *ontologistes* (1). »

CDLXIV

« Considérer les entités morbides factices (lisez les maladies) comme des puissances (2) malfaisantes qui agissent sur
les organes et les modifient, en y produisant tel désordre,

---

(1) Il y a des médecins qui ont peur d'être appelés *ontologistes*, comme
certaines gens du peuple ont peur d'être appelés *géomètres* : ils prennent ce
titre pour une injure.

(2) Le bon sens médical considère la maladie comme un état, une disposition contre nature, et non comme une *puissance*.

c'est prendre les effets pour les causes, c'est faire de l'ontologie (1). »

CDLXV

« Considérer la succession des symptômes que l'on a observés comme la marche nécessaire et invariable d'une maladie, et en faire des caractères essentiels à son diagnostic, et, par conséquent, à son traitement, c'est créer une entité factice ; puisque les organes se comportent différemment, suivant les modificateurs qui agissent sur eux ; c'est se mettre dans l'impossibilité de traiter cette maladie avant sa terminaison sans être en contradiction avec ses principes. C'est toujours faire de l'*ontologie*. »

Avec ce mot, l'*ontologie*, Broussais a bouleversé la médecine, et nié toutes les maladies :

O vanas hominum mentes! o pectora cæca !

(1) Ne dirait-on pas que l'*ontologie*, c'est-à-dire la métaphysique générale, apprend à confondre les effets avec les causes ? Quelle audace de sectaire !

TROISIÈME PARTIE

DE L'ESSENTIALITÉ DES MALADIES.

On emploie indifféremment en médecine les dénominations
de maladies essentielles et de maladies idiopathiques ; et l'idée
de l'essentialité est tellement vague, qu'on a pu, sans choquer
les esprits, réserver cette qualification pour désigner les maladies sans lésion appréciable. Nous n'en dirons pas plus long
sur les inconvénients de ces définitions erronées ; nous pensons que, par essentialité, il faut entendre le caractère fondamental des essences : or il suffit d'avoir ouvert un livre de
philosophie pour connaître cette vérité : *Immutabiles sunt rerum essentiæ*, les essences des choses sont immuables. Par
conséquent le caractère fondamental des essences est l'immutabilité : en un mot, le premier caractère de l'essentialité c'est
l'immutabilité. On saisira bientôt l'importance de ce caractère,
si l'on réfléchit que la condition d'existence pour une science
quelconque est l'immutabilité de son objet. En effet, que
pourrait-on connaître dans la nature, si les lois qui régissent
les phénomènes ne présentaient aucune fixité ? La science serait un chaos comme le monde, ou plutôt il n'y aurait ni
monde ni science. « Le seul fondement de croyance dans les
sciences naturelles, dit Condorcet, est cette idée que les lois

générales, connues ou ignorées, qui règlent les phénomènes de l'univers, sont nécessaires et constantes. » Cette vérité a été parfaitement sentie et merveilleusement exprimée par deux illustres représentants de la science antique, Socrate et Platon. L'immutabilité, la fixité est pour eux le caractère de la science, tandis que la mobilité est le propre de l'opinion. « Dédale, disent-ils, faisait deux sortes de statues qui marchaient, avec cette différence, que les unes avaient un ressort qui les arrêtait quand on voulait, et que les autres n'en avaient point, de manière qu'elles s'échappaient et allaient toujours jusqu'à la fin de leur corde sans qu'on pût les fixer. Ces dernières n'étaient pas de grand prix, mais les autres étaient fort chères. Ils voulaient faire entendre par là, ajoute le traducteur, que l'opinion ne roule que sur la vraisemblance, qui est toujours comme un sable mouvant, mais que la science repose sur le certain et sur le vrai, qui sont des fondements fixes. » La médecine pratique ne peut point se soustraire à cette condition première de la science, à l'immutabilité. Si elle est, si elle doit être une science, il faut qu'elle présente un point fixe, immuable, qui soit la vérité première dont toutes les autres découlent. Sous ce rapport, le degré de connaissance auquel on arrive ne peut rien contre la loi absolue que nous avons rappelée ; soit qu'on s'élève à la connaissance mathématique, ou bien seulement à la connaissance philosophique, soit même qu'on ne puisse arriver qu'à la connaissance purement empirique ou descriptive des faits, l'immutabilité est nécessaire à la constitution de la science. La pathologie doit donc présenter un ordre de faits immuables, et dont la fixité constituera la base impérissable de la science médicale. Eh bien, où placer, où trouver l'immutabilité en médecine ?

J'ose à peine prononcer le mot de systèmes à propos de fixité : ils ne sont, en effet, que des opinions passagères, des statues à ressort, comme les appelle Platon : leur nombre est à preuve de leur mobilité.

Chercherons-nous le caractère de l'immutabilité dans ces diverses influences auxquelles le corps de l'homme est assu-

jetti, et qu'on appelle les causes des maladies pour cette raison ? Mais nous rencontrons, à l'instant même, un obstacle
insurmontable dans la variété des effets d'une même cause.
En effet, la même cause peut donner lieu à des maladies entièrement dissemblables, comme la même maladie peut naître
sous l'influence des causes les plus opposées. Il n'y a point là
de principe fondamental à chercher, car la plupart des agents
morbifiques ne sont que les causes occasionnelles des maladies. Enfin nous savons peu de chose en étiologie, mais nous
en savons assez pour comprendre que les influences morbifiques sont extrêmement variables. « Il s'en faut bien, dit
M. Chomel (1), que nous puissions toujours remonter, dans
les cas particuliers, à la connaissance des causes. Lorsque la
maladie est due à des causes spécifiques, il est communément
facile de les apprécier ; mais les causes prédisposantes, qui
sont presque toujours obscures, échappent fréquemment à la
sagacité du médecin. A la vérité, dans quelques cas, l'espèce
de maladie qui se développe peut faire soupçonner les causes
qui l'ont produite et guider dans leur recherche ; mais, dans
beaucoup d'autres, les causes qui ont préparé le développement restent incertaines et même inconnues. Quant aux causes occasionnelles, comme elles précèdent immédiatement la
maladie, elles attirent davantage l'attention du malade, qui
ne manque guère d'en instruire le médecin ; mais leur connaissance est en général peu importante, et beaucoup de maladies débutent d'ailleurs sans causes occasionnelles. » Après
ces considérations, est-il besoin d'ajouter que les causes morbifiques n'offrent point le caractère de fixité et d'immutabilité
que nous cherchons ?

L'école de Montpellier, comme l'avait fait Selle, a cru trouver une base immuable dans les éléments morbides qui sont
maladies et indications thérapeutiques tout à la fois. Cette idée
est peut-être ingénieuse, mais, à coup sûr, elle est fort erronée. Ces prétendus éléments sont fort variables dans leur nature, envisagés chacun en particulier, et l'on regrette de voir

(1) *Pathologie générale*, 3ᵉ édition, p. 97.

une célèbre école persister dans une voie absolument contraire à l'esprit de la tradition médicale, que d'ailleurs elle ho-
nore doublement. Peut-être nous exagérons-nous l'importance
qu'elle attache à cette théorie, et est-elle fort disposée à n'en
point faire la base de la médecine. Nous serions porté à le
croire, en lisant le passage suivant dans Bérard, l'un de ses
plus illustres professeurs (1) : « Le génie médical se montre
supérieur à tous les moyens artificiels d'enseignement ; de telle
sorte qu'ici, plus que dans aucune autre science, ou plutôt ici
seulement, le génie doit se défier des moyens mêmes par lesquels il a acquis la science... Ainsi l'analyse des éléments des
maladies est nécessaire pour connaître leurs indications variées et pour débrouiller les complications ; mais elle devien-
drait pernicieuse si l'on voulait soumettre la pratique de la
médecine à des méthodes si rigoureuses, j'allais dire si pédan-
tesques, telles qu'on les présente et qu'on doit les présenter
dans les écoles, sous peine de ne jamais pouvoir parvenir à
les enseigner. » Cette prétendue base de la médecine se ré-
duirait donc, à peu de chose près, à un artifice d'enseignement. Telle est bien l'opinion de Bérard. Cet esprit distingué
a conclu au scepticisme médical, faute d'avoir saisi le principe immuable de notre science et malgré la théorie des éléments qu'il avait adoptée faute de mieux. « Les autres sciences,
dit-il au même endroit, sont achevées, et j'oserai dire parfaites, du moins dans la plus grande partie de leurs dogmes ;
on les accroît par de nouvelles vérités qui ne dérangent en
rien l'ensemble des vérités déjà acquises, et les nouvelles découvertes viennent se placer à côté des vérités anciennes. En
médecine, au contraire, aucune partie n'est achevée à proprement parler ; les vérités les mieux affermies semblent être
ou sont réellement menacées par les vérités nouvelles. Chaque
nouvelle pierre qu'on ajoute ébranle un édifice qui n'a rien de
fini, et qui peut recevoir, dans tous les points, des pièces de
rechange. » Jamais rien de plus dur n'a été écrit contre la tradition médicale, dont ce passage est la négation la plus for-

(1) Bérard, *Esprit des doctrines médicales de Montpellier*, p. 93, 94.

melle. On ne croit donc pas à Montpellier plus qu'à Paris que la médecine ait pour base cet artifice d'enseignement qu'on appelle la théorie des éléments.

Je me garderai bien de parler de la fixité de la thérapeutique. Ce serait provoquer l'étonnement le plus légitime. « Hippocrate dit oui, et Galien dit non, » répète le vulgaire.

Dans l'impossibilité où nous sommes de placer l'immutabilité, ni dans les systèmes, ni dans les causes, ni dans les prétendus éléments, ni dans la thérapeutique, devrons-nous rayer la médecine de la liste des sciences, et la taxer d'empirisme très-ingénieux? Non, assurément : nous avons cherché jusqu'ici la fixité là où nous savions bien, et là où nous voulions montrer qu'elle n'était pas.

Ce qui offre le caractère de l'immutabilité en médecine, ce sont les maladies ; et les maladies seules étant immuables parmi les objets de nos études, ce sont elles qui nous donnent cette fixité et cette constance dans les lois qui régissent les phénomènes, que nous savons être la condition indispensable de la science elle-même et le seul fondement naturel de notre croyance. L'immutabilité ou la fixité des maladies est donc le fait primordial, le principe sur lequel repose tout l'édifice de la médecine pratique. Otez-le, et à l'instant même tout notre édifice scientifique s'écroule. Comme, d'un autre côté, la certitude d'une science est en rapport direct avec la vérité du principe sur lequel elle se base, il est évident que la vérité ou la certitude de la médecine n'a d'autre fondement que l'immutabilité des maladies. Nier l'une, c'est nier l'autre, puisque ce sont deux vérités solidaires. Ce qui fait qu'on s'égare facilement sur le terrain de la certitude en médecine, c'est qu'au lieu de chercher le principe qui en est la base, pour y puiser les éléments d'une conviction parfaitement motivée, on va se perdre dans des considérations incidentes sur la difficulté de cette science. Or, rien n'est plus distinct que ces deux ordres d'idées, bien qu'on n'ait point assez tenu compte de cette distinction. On a, en effet, confondu la certitude avec la facilité, si bien qu'au lieu d'affirmer la difficulté de la médecine, on a affirmé son incertitude. Une science est toujours certaine quand le principe fondamental de cette science est vrai ; mais une science certaine peut être très-difficile, soit à exposer, soit à connaître, lorsque, d'un principe fondamental vrai, on ne voit sortir avec évidence, qu'après les plus grands efforts d'esprit, les vérités particulières qui en découlent. Enfin, quand aux difficultés de connaître se joignent de grandes difficultés pour appliquer, la difficulté atteint aux dernières limites de la puissance humaine : tel est le cas dans lequel se trouve la médecine. Il n'existe pas de science plus certaine, où l'évidence soit plus grande quand une fois elle a brillé ; mais, en revanche, il n'en est pas de plus obscure en apparence, ni de plus difficile.

Un exemple rendra cette pensée encore plus facile à saisir : quelle différence n'y a-t-il pas, sous le rapport de la difficulté, entre l'algèbre et l'arithmétique? Et cependant l'algèbre est au moins aussi certaine que l'arithmétique. La médecine est aux autres sciences naturelles ce que l'algèbre est à l'arithmétique, c'est-à-dire infiniment plus difficile, bien qu'aussi certaine. On ne saurait trop insister sur ces idées ; c'est ôter à la paresse le prétexte le plus spécieux dont elle puisse se payer.

Nos réformateurs ont fait une science et un art également faciles ; ils ont eu le plus grand succès, comme cela devait être : malheureusement, pour arriver à leurs fins, ils ont supprimé l'art et la science véritables, sans quoi ils eussent rendu un grand service à l'humanité.

« Mais, dira-t-on, que d'hommes remarquables ont cru à la certitude de la médecine, sans avoir pour cela fait mention ni de l'essentialité ni de l'immutabilité des maladies ? Personne ne fait sonner plus haut la certitude de la médecine que l'école de Montpellier, et pourtant les plus célèbres professeurs de cette école sont loin d'admettre l'essentialité des maladies, telle qu'elle est exposée ici. Sous ce rapport, l'école de Montpellier n'a rien changé à la tradition médicale ; elle croit à la médecine comme on y a cru depuis Hippocrate, pour des raisons qui n'ont rien de commun avec cette prétendue base de la pathologie : l'immutabilité des maladies. »

J'ai déjà dit bien souvent que la médecine n'était point à inventer, mais à exposer ; et, s'il en fallait une preuve, je citerais les objections qui précèdent. Sans doute, il s'en faut de beaucoup qu'on ait toujours affirmé et enseigné *ex professo* que les maladies sont immuables ; mais, si on ne l'a pas toujours enseigné, en revanche, on l'a toujours cru, et on a toujours agi comme si on le croyait, ce qui revient au même, car la preuve de la croyance, c'est l'acte. Or, à Montpellier comme à Cos, à Cos comme à Cnide, à Paris comme à Vienne, à Londres comme à Rome, on a toujours cru que les maladies étaient immuables, qu'on l'ait affirmé ou non.

Si ce principe eût été formulé d'une manière explicite, et que toutes les conséquences théoriques et pratiques qui en découlent eussent été déduites, je prendrais en ce moment une peine inutile. Personne n'est plus convaincu que je ne le suis que ce travail n'est point fait, mais personne ne croit plus fermement qu'il doit être fait, parce qu'il est l'expression du sentiment universel des médecins de tous les temps et de tous les pays. Il y a aussi loin qu'on voudra d'un sentiment rarement exprimé, bien qu'il l'ait été à toutes les époques d'une manière suffisante pour qui le cherche, il y a, dis-je, aussi loin qu'on voudra de ce sentiment à une doctrine claire et précise ; mais il y aurait folie à présenter la doctrine sans tenir compte du sentiment dont elle émane, surtout si ce sentiment a eu force de doctrine dans tous les bons esprits, presque sans exception. On peut donner une forme nouvelle à une vérité ancienne ; on peut dégager cette vérité des voiles qui la dérobent aux regards ; on peut en un mot rendre la tradition plus saisissable ou plus saisissante : cela n'est point faire de la nouveauté. Plût à Dieu, du reste, que ce sentiment traditionnel de l'immutabilité des maladies eût été converti en doctrine positive, et que tous les médecins eussent pu comprendre la certitude de leur science et la fixité de ses bases !

Depuis Broussais, qu'a-t-on fait ? On l'a remplacé, mais on ne l'a point réfuté. On s'est partagé ses dépouilles, et tous les cinq ou six ans quelque nouvel Esculape, paré de ses débris, nous annonce qu'enfin la médecine va commencer. On vante l'observation ; mais Broussais ne l'exaltait-il pas? On prône l'induction ; mais Broussais ne prétendait point faire autre chose. On s'occupe d'humorisme; mais Broussais admettait aussi des altérations du sang. Mais qui parle des maladies? Personne; on dirait vraiment que ce terme est tout au plus bon pour le vulgaire. Étudier les maladies en médecine, c'est presque honteux. Tout travail est honni s'il n'obtient de la physique ou de la chimie son laissez-passer.

Tels sont les fruits du vague dans lequel on laisse ces sentiments qui permettent à une science de subsister, mais non de résister aux attaques et aux invasions de son territoire : on va chercher une base à la médecine dans la logique, et l'on proclame l'observation comme le principe de la science ; ou bien on s'adresse à la chimie pour en tirer un principe médical ; ou bien de découragement on tombe dans la routine et finalement dans l'indifférence absolue pour la science et pour l'art.

Tant que la médecine n'a point été contestée, la croyance implicite à l'immutabilité des maladies a pu suffire. Il n'en est plus de même aujourd'hui (1).

OPINIONS DES MÉDECINS SUR L'ESSENTIALITÉ DES MALADIES.

Il est important, avant d'entrer dans la démonstration médicale de la vérité de ces idées, de faire voir qu'elles ne sont point absolument nouvelles, que nous les avons seulement rajeunies et complétées en les formulant d'une manière rigoureuse. Ce sont elles, en effet, qui, encore à l'état d'embryon, ont sauvé la médecine au milieu de toutes les explications physiologiques qui se sont succédé depuis vingt-deux siècles. Ce sont elles qui ont constitué le fonds de ce bon sens

____

(1) On se rappelle que M. Cousin, dans la discussion qui eut lieu à la chambre des pairs sur un projet relatif à l'enseignement et à la pratique de la médecine, déclarait, avec l'assentiment unanime de la presse médicale, que la médecine n'est point une science, mais un empirisme.

médical qui rend les hommes inconséquents lorsqu'ils suivent une voie fausse, et qui, par conséquent, atténue les effets de l'erreur. C'est ce fonds que nous trouvons dans l'histoire de notre art implicitement ou explicitement exprimé. C'est lui qu'on pourrait considérer comme l'esprit de la tradition médicale, si un sentiment, souvent fort vague, pouvait être substitué à celui de la tradition hippocratique elle-même.

Il ne faut donc point s'attendre à rencontrer des idées irréprochables sur l'essentialité des maladies dans les textes qui vont suivre. J'ai parlé d'un sentiment et non d'une doctrine. Voici ce que dit Galien à ce sujet : *Similis agitata quæstio de morborum numero et ab omnibus antiquis medicis est, aliis septem eos esse in totum affirmantibus; aliis plures his paucioresve dicentibus; omnibus tamen ad species quæ in substantiâ, non quæ in differentiâ essent respectum habentibus.* (GALEN., *Meth. med.*) Ce passage montre que la question de l'essentialité des maladies, des essences morbides, date de loin en médecine.

La doctrine de la force médicatrice de la nature est en opposition flagrante avec la doctrine de l'essentialité des maladies. Hippocrate affirme l'unité absolue des maladies, témoin le passage suivant : *Non enim possibile est naturam morborum cognoscere (quod quidem artis est invenire) nisi naturam singularium in principio, ex quo discreta sunt, cognoscat.* On sait que dans la Collection hippocratique il y a plusieurs doctrines ; en particulier, le *divinum quid in morbis* est en opposition avec l'unité absolue des maladies. Aussi est-il difficile de trouver dans la Collection hippocratique plus que l'application rudimentaire du principe de l'essentialité. On trouve dans les livres de cette grande école le nom de presque toutes les maladies. Or le nom est une chose capitale, puisqu'il répond à la connaissance synthétique des maladies qu'il désigne. La même remarque s'applique à l'école de Cnide : on sait quelle importance ces médecins attachaient au nom des maladies.

Toute l'école empirique chercha à distinguer les maladies les unes des autres par le concours de leurs symptômes (syndrômes) ; et les méthodiques, bien qu'ils voulussent, au point de vue thérapeutique, réduire toutes les maladies à trois genres, n'en reconnurent pas moins de fait les *espèces morbides*. Que les dogmatiques aient reproché aux empiriques de ne point faire d'hypothèses sur les causes des maladies ; que ceux-ci leur aient renvoyé le reproche inverse, toujours est-il que plusieurs des uns et des autres conservèrent fidèlement en général l'histoire des maladies et les noms qui servaient à les désigner. On peut s'en convaincre par la lecture de la collection intitulée : *Artis medicæ principes*. Le reste est indifférent à la question de fait qui nous occupe. Quant à Galien, la première et la plus importante des questions médicales, à ses yeux, est la division des maladies en genres et en espèces. Les traités *De morborum differentiis* et *De methodo medendi* reposent sur cette idée. Qu'il ait commis une foule d'erreurs dans l'application, que sa nosologie organicienne soit regrettable, c'est un autre point de vue.

Les Arabes ont suivi l'exemple de leurs prédécesseurs : aux maladies connues des anciens ils ajoutèrent celles qu'ils observèrent dans leur contrée à l'époque où ils vécurent, par exemple les fièvres éruptives (*variolæ et morbilli*). Consacrer le nom de ces maladies, c'était en consacrer l'essentialité. Or ceci s'applique au scorbut, à la coqueluche et à toutes les maladies récemment connues, comme la syphilis, la fièvre jaune, la vaccine et la morve. Le bon sens médical a eu toujours à lutter contre des théories fausses, mais il en a toujours triomphé. Arrivons à des témoignages encore plus explicites, et qui nous montreront la chaîne non interrompue de ces sentiments traditionnels. Nous en trouvons la collection dans le discours préliminaire de la Nosologie de Sauvages.

Sydenham. — « Quant à l'histoire des maladies, il convient de les ranger sous des espèces certaines et définies avec le même soin et la même exactitude que le pratiquent les botanistes ; car on trouve certaines maladies qui, étant rangées sous un même genre et sous un même nom, et qui, se ressemblant par quelques symptômes, diffèrent néanmoins par leur essence et demandent une méthode curative différente.

Il ne suffit pas d'observer les symptômes généraux d'une maladie qui comprend sous elle plusieurs espèces. Il est vrai qu'on ne remarque pas la même variété dans toutes les maladies ; mais il y en a plusieurs que tous les auteurs rangent dans la même classe, sans distinguer leurs espèces, qui diffèrent essentiellement entre elles, ainsi qu'on le verra dans la suite. Il y a plus : dans les cas mêmes où l'on range les maladies selon leurs espèces, c'est toujours relativement à une hypothèse que l'on substitue à la vérité des phénomènes, de sorte que cette distinction est bien moins fondée sur le vrai caractère de la maladie que sur l'hypothèse de l'auteur. »

Certainement il y a dans ce passage un vif sentiment de l'essentialité des maladies et de son importance. Seulement on y trouve la confusion des *espèces* et des *formes*. La dernière remarque de Sydenham montre bien le cas que l'on doit faire des explications physiologiques des maladies, qui substituent des rêveries, de vaines hypothèses à la vérité médicale, rêveries que les physiologistes sérieux déploreraient les premiers s'ils connaissaient la médecine. Ajoutons au passage précédent ces lignes du même auteur : « Je conviens que les différents tempéraments des individus et les différents traitements que l'on emploie peuvent occasionner quelque variété ; mais, d'un autre côté, la nature est si uniforme et si semblable à elle-même dans la production des maladies, que, malgré la différence des corps, les symptômes sont presque toujours les mêmes dans la même maladie : il en est d'elles comme des plantes, dont les caractères généraux sont invariables dans les individus de la même espèce. » Enfin il ne sera pas inutile de reproduire l'opinion de Sydenham sur la *Pathologie* d'Hippocrate : « C'est en suivant cette route, dit-il, que le fondateur de la médecine, le savant Hippocrate, est parvenu au plus haut période de son art. Convaincu que la nature guérit les maladies, et voulant établir la médecine sur des fondements certains et inébranlables, il a eu soin de décrire les phénomènes qui sont propres à chaque maladie, sans employer le secours d'aucune hypothèse, comme on peut le voir dans ses livres des maladies, des affections. Voilà

à quoi s'est réduite la théorie du divin vieillard. » La doctrine
d'Hippocrate est précisément le contraire de ce qu'affirme
Sydenham ; nous en donnerons la preuve ailleurs.

Voyons pour qui se prononce Baglivi : « Il serait à souhaiter, dit-il (*Prax. med.*, liv. II, ch. ix), pour le bien de
notre art, qu'on sous-divisât les maladies en autant d'espèces
qu'il y a de maladies premières qui les occasionnent, ou de
causes efficaces et constantes qui les produisent ; qu'on assi-
gnât à chaque espèce les signes qui la caractérisent, et qu'on
indiquât la méthode curative qui convient à chacune, en suivant à cet égard la même méthode que les botanistes, lesquels,
sous un nom général de plante, par exemple sous celui de
chardon, comprennent plusieurs espèces de chardon, et décrivent avec la plus grande exactitude la grandeur, la figure, la
couleur, la saveur, ainsi que les autres qualités de cette plante,
afin de bien distinguer les différentes espèces de chardon.
Cette exactitude leur mérite les plus grands éloges. Les médecins, au contraire, comprennent sous un même titre général
des maladies qu'ils auraient dû diviser en autant d'espèces
qu'il y a de maladies principales ou de causes qui les produisent (1), et emploient la même méthode curative pour
chacune, parce que les symptômes se ressemblent, quoi-
qu'elles diffèrent entièrement les unes des autres, qu'elles
demandent une méthode curative différente, et qu'on doive
les ranger sous autant de titres propres et séparés, comme
je viens d'observer que font les botanistes des espèces de
chardon. »

« Ce restaurateur de la médecine, ajoute Sauvages, faisait
un si grand cas d'une pareille histoire des maladies, qu'il a
employé deux livres de sa *pratique de la médecine* pour montrer la nécessité de fonder une Académie dont les membres ne
fussent occupés qu'à cette seule recherche. L'on n'a qu'à lire
les chapitres iv et v du livre II, dans lesquels il réfute les
préjugés des médecins qui sont d'un sentiment contraire, et où

____

(1) Il est évident que Baglivi n'a pas d'idées fort nettes sur les essences
morbides ; on ne peut tenir compte que de sa bonne volonté.

il prouve, par des raisons puisées dans les écrits de l'illustre Sydenham et dans l'expérience, que les espèces de maladies ne sont ni infinies ni incertaines. »

Il est inutile d'invoquer le témoignage des nosologistes à l'appui de la division des maladies en espèces distinctes. On a seulement à regretter qu'ils n'aient point pénétré plus avant dans l'esprit de la doctrine de l'essentialité des maladies.

Les idées que nous venons d'exposer sont à l'état de notion vulgaire pour les médecins, si on les réduit à cette simple formule : les maladies sont distinctes les unes des autres, ou il y a plusieurs maladies. Le vulgaire sait aussi bien que les médecins que les maladies sont différentes les unes des autres. Broussais lui-même les distinguait par leur siége, et l'irritation avait non-seulement ses localisations diverses, mais ses degrés en plus et en moins, suivant une échelle graduée. Ce n'est point à cette idée banale qu'il faut s'en tenir, ni au sentiment vague que nous avons trouvé dans Sydenham et dans Baglivi. Sans doute il serait à souhaiter que nous eussions une histoire aussi parfaite que possible de toutes les maladies ; sans doute cet objet occuperait avantageusement les loisirs d'une Académie. Mais comment procéderait cette Académie ? Qui lui donnerait la liste des maladies à décrire ? Il est plus facile de faire de bons souhaits que de les réaliser, quand il s'agit d'exposer la Médecine. Quoi qu'il en soit, nous avons montré ce que le bon sens médical a toujours indiqué.

Si l'on nous demandait comment il se fait qu'une si simple et si éminente pensée ait toujours avorté, nous montrerions qu'il faut s'en prendre et à l'hippocratisme et à l'organicisme, à la maladie *fonction* et à la maladie *lésion*.

Ces deux doctrines ont toujours commis les quatre erreurs qui vont suivre :

1° De rechercher la nature intime de l'espèce morbide ;

2° De confondre l'essence morbide ou la maladie essentielle avec les affections, les symptômes, les lésions par lesquels elle se manifeste, ou avec les indications qu'elle présente ;

5° D'admettre la conversion, la transmutation des maladies les unes dans les autres, d'une manière arbitraire ;

4° D'admettre des maladies complexes résultant de la combinaison intime de plusieurs maladies en une seule.

Est-il étonnant, demanderai-je à mon tour, que quatre énormes erreurs aient étouffé une vérité? Je ne suis surpris que d'une chose, c'est que le sentiment de cette vérité ait résisté à un pareil fardeau.

Mais quelle est la source de ces doctrines erronées et si puissantes? Nous le dirons en son lieu.

DE L'IMMUTABILITÉ DES MALADIES.

Tout ce que nous avons dit jusqu'à présent repose sur ce fait que les maladies sont immuables : rien n'est donc plus urgent que d'en établir la réalité. Nous avons exposé assez amplement, dans le premier chapitre, ce que c'était que l'immutabilité, pour n'être point obligé d'y revenir. C'est le fait lui-même que nous abordons. En un mot, les maladies sont-elles ou ne sont-elles pas immuables? telle est la question que nous devons résoudre.

Il est juste de dire en commençant que cette question n'en est une pour personne. On peut différer beaucoup sur l'idée qu'on se fait des maladies, mais toutes celles qu'on admet, on les croit immuables. Quel homme serait assez fou pour observer les maladies, si celles qui se présentent aujourd'hui devaient faire place à d'autres, auxquelles succéderaient indéfiniment des maladies nouvelles? A quoi pourraient servir de telles observations? Aussi l'immutabilité des maladies existe-t-elle dans l'esprit de tous les observateurs, qu'ils le sachent ou qu'ils ne le sachent pas, ce qui est la règle; car les observateurs ont en général la prétention de n'avoir aucune idée préconçue. Or rien de plus préconçu que cette idée, puisqu'elle précède nécessairement toute tentative d'observation.

C'est sur la même base que repose la statistique ou la méthode numérique en médecine. C'est, en un mot, la condition fondamentale de toute expérience, de toute prévision.

Aussi, en général, ne l'énonce-t-on pas plus que telle autre vérité évidente, comme celle-ci, par exemple : Pour voir il faut avoir des yeux. Nous pourrions donc faire simplement appel au bon sens médical pour proclamer l'immutabilité des maladies. Mais pourquoi se priver de témoignages explicites que l'on possède en faveur d'une vérité traditionnelle?

Commençons par invoquer le témoignage de l'antiquité.

Le livre de la Collection hippocratique, intitulé *de Virginum affectibus*, s'ouvre par ces remarquables paroles que nous avons déjà citées précédemment :

Αρχη μοι της ξυνθεσιος των αγγενιων ιητρικης. Ου γαρ δυνατον των νοσηματων την φυσιν γνωναι (οπερ εστιν της τεχνης εξευρειν) ει μη γνῶ των εν τῳ αμερει κατα την αρχην εξ ης διεκριθη.

« *Exordium mihi tractationis eorum, quæ perpetua sunt in medicinâ. Non enim possibile est morborum naturam cognoscere (quod quidem artis est invenire) nisi naturam singularium in principio, ex quo discreta sunt, cognoscat.* »

Ce qu'il y a d'immuable dans la médecine, c'est donc la nature ou l'essence de la maladie, d'après le passage que nous venons de citer. Cette idée de l'immutabilité de la maladie a donc présidé à la constitution de la science médicale dès le temps d'Hippocrate. Nous allons la retrouver dans ses successeurs.

Lors de la célèbre dispute des dogmatiques et des empiriques, la controverse porta sur l'immutabilité des maladies indirectement. Ainsi les dogmatiques disaient que « l'on voyait souvent arriver de *nouvelles sortes de maladies*, pour lesquelles l'usage ou l'expérience n'avaient encore rien enseigné. »

Les empiriques répondaient « qu'il ne fallait pas croire qu'il arrivât de *nouveaux genres de maladie* ou qui demandassent une nouvelle médecine; mais que, s'il survenait quelque espèce de mal que l'on ne connût pas, il n'était pas besoin de recourir à quelque cause obscure; mais qu'en ce cas un habile médecin devait regarder avec quelle maladie de celles qu'on voit ordinairement ce nouveau mal avait du rapport, et essayer les remèdes qui ont réussi en semblable rencontre. »

Les empiriques sont, comme on le voit dans ces passages de Celse, bien plus explicites que les dogmatiques sur l'immutabilité des maladies. Ils regardent avec raison les maladies nouvelles comme fort rares, et s'attachent surtout à l'étude de celles qu'on voit ordinairement. Ce fut là le service que rendit cette secte à la médecine, qu'elle préserva de la nosologie arbitraire, des explications des soi-disant dogmatiques, qui, alors comme aujourd'hui, ne se contentaient pas de forger des explications pour les maladies réellement existantes, mais forgeaient une foule de maladies pour les besoins de leurs explications. Aussi les traités de médecine des empiriques ont-ils fait autorité jusque dans le moyen âge, parce que les maladies y étaient décrites, tandis que certains dogmatiques ne présentaient que leurs rêveries substituées à la réalité des faits. Ajoutons à ce qui précède le témoignage de Galien :

« Je soutiens d'abord, dit-il (1), que celui qui ne sait pas par méthode le nombre des maladies bronchera dès le premier pas qu'il fera dans la pratique ; car, comme il y a autant de méthodes curatives qu'il y a d'espèces de maladies, il n'y a que ceux qui ont un véritable esprit de méthode qui sachent, dans l'énumération qu'ils donnent des maladies, ne point s'arrêter aux propriétés individuelles, ce qui en établirait une infinité, ni s'arrêter aux premiers genres qu'ils rencontrent. » Or comment savoir par méthode le nombre des maladies, si celles-ci ne sont pas immuables? Comment les classer par espèces, si elles n'ont aucune fixité ? Ces idées sont encore implicitement contenues dans le passage que nous avons cité au chapitre précédent, comme dans celui qui va suivre : « *Itidem si quis tradere de morborum numero instituat, quot hi in universum sint, non debet is in primâ statim differentiâ subsistere, sed divisâ eâ procedere, donec ad aliquam infirmarum specierum et quæ ampliùs in aliam dividi non possit, perveniat.* » (Galen. méthod. med., chap. III, adv. *Thessalum.*) Or admettre des espèces morbides ou des maladies immuables, c'est absolument la même chose, puisque l'espèce

____

(1) Sauvages, *Discours préliminaire*, p. 139, en note.

n'est qu'une nature immuable commune à plusieurs individualités de temps et de lieux différents.

Ces témoignages suffiront, je pense, à montrer quel rôle
joua dans l'antiquité l'idée de l'immutabilité des maladies.

Certains auteurs modernes ne sont pas moins explicites
que ceux de l'antiquité. Bordeu, dans ses recherches sur
l'histoire de la médecine (1), s'exprime ainsi à propos des
maladies : « Il ne faut pas prétendre en changer l'espèce, qui
est immuable comme les plantes et leurs semences. »

Sauvages, dans l'introduction déjà citée, base l'immutabilité des maladies sur l'immutabilité de l'espèce humaine. « Si
l'on prend, dit-il, la peine de comparer les parties internes et
externes entre elles, on verra que les corps humains sont des
machines semblables ou très-approchantes les unes des autres, du moins dans les personnes du même sexe, du même
âge et du même tempérament , et c'est de la certitude de
cette proposition que dépend celle que l'on admet dans la pratique de la médecine et dans les affaires de la vie humaine.

« Il suit de là que les mêmes causes et les mêmes principes
doivent leur causer les mêmes maladies, dans les mêmes circonstances. »

Zimmermann (*Traité de l'expérience*) appuie cette opinion
de Gorter, « que les espèces des maladies sont aussi constantes que les espèces des plantes. » (Zimm., *de l'Exp.*, tome Ier,
p. 241.)

Ce n'est donc point soutenir une nouveauté, mais bien au
contraire se conformer au témoignage des médecins de tous
les âges, que d'affirmer l'immutabilité des maladies. Toutefois,
pour en arriver aux preuves de fait, qu'il me soit permis
d'invoquer le témoignage des traités de pathologie ou des
descriptions de maladies qui ont été publiés depuis l'origine
de la science médicale.

Si les maladies présentaient incessamment des changements
de nature, comment se ferait-il que des auteurs d'époques,

(1) Bordeu, *Œuvres complètes*, tom. II, p. 605.

de pays différents, s'accordassent à décrire des phénomènes absolument semblables quant à leur ensemble et
à leur succession? Évidemment il faut renoncer à toute espèce de témoignage historique si l'on n'admet point la validité
de cet accord des médecins de tous les âges. Que l'on compare
les livres des *Artis medicæ principes* avec ceux des Arabes,
ceux-ci avec les œuvres de Sennert, de Fernel, de Sylvius,
de Campanella, de Mercado, de Félix Plater, de Sydenham,
de Boerhaave, d'Hoffmann, de Stahl, de Baglivi, de Sauvages,
de Borsieri, de Cullen, de Pinel, de P. Franck, on trouvera la
description des mêmes maladies, accompagnée d'explications différentes, il est vrai, ce qui ne prouve rien contre l'i-
dentité des objets à expliquer. Or aucun de ces auteurs ne
justifie la différence de son système par rapport à ceux de ses
devanciers par les changements survenus dans les maladies.
Tous croient invinciblement décrire ce qui a été décrit avant
eux. Il en est de même de nos jours. Qui n'admire la vérité,
la netteté, la précision des descriptions nosographiques d'A-
rétée, de Celse? Si les maladies avaient changé, sur quoi
porterait notre admiration ? Sur un roman plus ou moins bien
écrit.

Tout est resté stable en pathologie, jusqu'aux noms mêmes
de la plupart des maladies; et, quant aux noms qui ont subi
ou des altérations ou des transformations par les changements
de langue, nous apprenons dans la synonymie à retrouver leurs
équivalents. Des noms nouveaux ont été donnés à des maladies nouvelles, mais ces noms sont demeurés ce qu'ils ont été
dès l'origine. Ainsi variole, rougeole, scarlatine, coqueluche,
scorbut, syphilis, lèpre, fièvre jaune, n'ont pas plus changé
que les maladies qu'ils signifient. Si des noms nouveaux ont
été donnés à des maladies anciennes, comme celui de croup à
l'angine gangréneuse, c'est qu'une circonstance est venue
frapper les imaginations, et qu'on a pris pour nouvelle une
maladie ancienne revêtue d'un génie épidémique. Enfin, certains hommes, il faut bien le dire, ont la manie de changer
les noms des objets, sans savoir quelle coupable atteinte ils
portent à la chaîne des travaux pathologiques. Il y a eu de

tout temps de ces hommes ; ici c'est Paracelse, là c'est Plou-
quet, plus tard c'est Baumes, etc. Ce travers d'esprit ne fait
pas que les maladies changent de nature lorsque les signes
qui les désignent sont altérés. Enfin ce sentiment de l'immutabilité des maladies est tellement gravé dans l'esprit des médecins, qu'en général la description de chaque maladie particulière, surtout lorsqu'elle est l'objet d'un travail spécial, d'une
monographie, est accompagnée de l'exposé historique des travaux, des descriptions, des opinions des médecins de siècles
et de pays divers qui ont traité le même sujet. La bibliogra-
phie qui suit l'exposé des maladies, dans nos dictionnaires, est-
elle autre chose que la preuve à chaque page renouvelée de l'immutabilité des espèces morbides et de l'unanimité de la croyance
des médecins à cet égard? Si je voulais montrer l'immutabilité
de chacune d'elles en particulier, je n'aurais autre chose à faire
que de consulter ces tables bibliographiques. Mais à quoi bon
refaire ce qui est fait? Par conséquent, il est impossible de discuter sur l'immutabilité de l'ensemble des maladies. Tout ce
que l'on pourrait dire, c'est que certaines d'entre elles ne
présentent pas la même fixité, et se modifient tellement, qu'elles perdent leurs principaux caractères pour en revêtir de
nouveaux, souvent opposés aux premiers. Cette objection part
d'un louable sentiment pratique. En effet, les maladies qui
reviennent périodiquement et affectent un grand nombre
d'individus à la fois, bien qu'on les trouve dans l'intervalle à
l'état sporadique, présentent, chaque fois qu'elles se montrent,
des phénomènes particuliers fort remarquables, portant soit
sur la gravité, soit sur les affections symptomatiques, soit sur
les indications thérapeutiques. C'est là ce qu'on appelle le
génie épidémique, et son influence est aussi incontestable que
celle du génie météorologique sur les végétaux. De même, en
effet, que chaque année la floraison et la fructification des
plantes varient dans des proportions considérables, de même
l'aspect des maladies épidémiques offre une foule de nuances
à saisir. Mais que le blé soit rare ou abondant, l'épi stérile ou
chargé de grains, les feuilles des arbres riches en nombre et
en surface, cela ne fait pas que du blé soit de l'avoine ou que

les pommiers deviennent une autre espèce végétale. Ces changements pourtant sont très-importants dans la pratique de la vie ; car il est très-différent de voir régner la disette ou l'abondance, soit dans une maison, soit dans un pays. Mais, si importants qu'ils soient, il ne vient à l'esprit de personne de supposer que les espèces végétales ont changé, parce que les moissons ont été fertiles ou stériles. Il n'en est pas de même pour certains médecins. Ils confondent ces modifications accessoires, imposées aux maladies par le génie épidémique, avec des changements de nature, et nous les voyons s'appuyer surtout sur les changements apportés par ces influences au traitement des maladies pour affirmer le changement d'espèce. Rien, disent-ils, n'est plus *pratique* que cette manière de voir. Supposons que ces influences sont aussi marquées qu'on le voudra, et admettons, jusqu'à l'exagération, la portée du génie épidémique ; toujours est-il que les symptômes, les lésions et la marche de la maladie dans leur ensemble sont toujours ce qu'ils sont ordinairement. Or les maladies se caractérisent naturellement par leurs phénomènes propres et non par le traitement qu'on leur oppose. Les nosologies thérapeutiques sont de toutes les plus ridicules et les moins pratiques. Hippocrate dit, il est vrai : « *Naturam morborum ostendunt curationes ;* » mais cela tient à la manière dont Hippocrate comprenait la cause prochaine des maladies. Pour lui, la saignée répond au sang en excès, les vomitifs à la bile en excès, etc. Par conséquent, le traitement montre la nature de l'humeur altérée ; rien de plus logique, mais aussi rien de plus absurde que ces principes morbifiques. Tous les médecins stercoraires prouvent l'influence de la bile par les bons effets qu'ils supposent aux évacuants. Mais tout cela est aussi triste en pratique que pauvre en théorie.

La discussion sur le génie épidémique est, comme on le sait, relative à la fièvre typhoïde, par conséquent à une seule maladie, que certains médecins, qui s'appellent hippocratistes, ne veulent pas admettre à titre de maladie essentielle, renfermant les diverses fièvres putrides des anciens, sauf la fièvre intermittente. Par conséquent, c'est une controverse limitée, circonscrite, que nous ne pouvons aborder ici. Contentons-nous de constater qu'en pratique comme en théorie il est absurde de faire autant de maladies spéciales qu'il peut y avoir de modifications accidentelles dans les maladies essentielles, dans celles qui ont un *nom*.

DE LA PHYSIOLOGIE COMME BASE DE LA MÉDECINE.

C'est le propre des esprits éminents de poser de hautes et vastes questions. Tel a été le rôle de Broussais ; il s'est demandé quelle était la base de la médecine, et il a hardiment répondu : « C'est une hypothèse physiologique. » Malheureusement Broussais a tranché la question au lieu de l'approfondir ; et, à l'aide d'un mot sonore, l'*ontologie*, il a fait peur à ses contemporains ; ceux-ci ont accepté la solution générale comme parfaitement légitime, quitte à nier la physiologie de Broussais pour lui en substituer une autre. Les mécaniciens et les vitalistes ont réfuté le système de l'irritation, croyant réfuter Broussais, tandis qu'ils n'attaquaient qu'une application, qu'une conséquence de la doctrine. Ils se sont contentés d'être *physiologistes* autrement que le novateur dont ils acceptaient la pensée fondamentale, savoir : que la physiologie hypothétique est la base de la médecine : aussi Broussais considérait-il avec raison ses adversaires de l'école de Paris comme ses élèves. Certes l'illustre novateur n'est pas le premier qui ait attribué au physiologisme le rôle de science mère par rapport à la médecine ; mais personne avant lui n'avait réalisé cette conception avec autant d'opiniâtreté et, il faut le dire, avec autant d'éclat. Surtout personne n'avait songé à supprimer toute la médecine, y compris même son nom, pour mettre à la place la *méthode physiologique*. C'est, du reste, une chose heureuse qu'une pareille tentative ait eu pour auteur un homme aussi puissant, parce que, une fois l'erreur démontrée, personne ne peut se réfugier dans la supposition que, mieux exposée et mieux défendue, cette opinion eût pu être acceptée à titre de vérité.

Certains médecins soutiennent également l'identité de la médecine et de la physiologie, mais en donnant à cette dernière science une extension qu'elle n'a point. Ainsi ils entendent par physiologie l'histoire du corps vivant dans l'état de santé et dans l'état de maladie, en y ajoutant la connaissance des diverses influences qui peuvent le faire passer de l'un à l'autre de ces états, soit de la santé à la maladie, soit de la maladie à la santé. Avec ces médecins, il n'y a qu'à s'entendre sur les mots, et dire que par physiologie nous désignons exclusivement l'histoire des phénomènes du corps vivant dans l'état sain, et des lois qui régissent ces phénomènes. Si quelqu'un change la langue en pareil cas, ce n'est point nous : jamais les *Institutiones physiologicæ* n'ont signifié ni compris les *Institutiones pathologicæ*.

Nous ne saurions le dire trop tôt : s'il peut exister une idée spécieuse capable de ravir l'esprit imparfaitement éclairé, c'est assurément l'opinion qui donne une hypothèse physiologique pour base à la médecine. Rien est-il plus légitime en apparence que de déduire l'histoire de l'homme malade de l'histoire de l'homme sain? Ne semble-t-il pas qu'en suivant cette voie on marche du connu à l'inconnu, et que l'on procède avec toutes les garanties de la logique la plus parfaite ? J'affirme même que le préjugé est tellement en faveur de cette manière de voir, qu'il est impossible à la jeunesse d'éviter le piége qui lui est tendu, tant l'erreur est captieuse !

Nous allons présenter cette théorie sous son jour le plus avantageux, les arguments les plus propres à la faire valoir, afin de ne pas laisser cette tâche à l'inexpérience qui suffirait à la remplir, sans pouvoir éviter l'illusion. Donc, si je voulais soutenir le physiologisme, voici comment je l'exposerais :

« Les négations, les privations, le rien, n'ont aucune propriété réelle, et ne peuvent être l'objet d'aucune idée, d'aucune connaissance directe. Or, les maladies n'étant que des privations par rapport à la santé, il est évident qu'elles n'ont point de propriétés réelles, et que, par conséquent, elles ne peuvent être l'objet d'aucune idée, d'aucune connaissance directe. Comme, d'un autre côté, le mal ne peut être connu que par le bien dont il est la privation, il faut de toute nécessité nous adresser à la santé pour connaître la maladie, partant à la physiologie pour arriver à la pathologie. Qu'est-ce, en effet, qu'un phénomène morbide, sinon un phénomène normal altéré? Et quelle idée se faire de l'altération, si l'on ne sait ce qui manque, ce qui fait défaut, pour constituer cet état morbide? Ce sont là des vérités si simples, si élémentaires, si évidentes, qu'il faudrait avoir perdu la raison pour les contester. Voyez, en effet, ceux qui pensent autrement : ils font des maladies des entités, de petits êtres auxquels ils donnent tous les attributs des êtres concrets; pour ceux-là, ce sont des germes absolument semblables aux semences végétales ; pour d'autres, ce sera l'œuvre d'une archée en colère, une idée de l'âme qui a mêlé les rênes du gouvernement de l'économie animale (*idea perturbata regiminis œconomiæ animalis.* — Stahl); d'autres vous présenteront la maladie comme une lésion du principe vital ; mais ce principe vital n'est point autre chose qu'une abstraction, qui résume synthétiquement les propriétés infiniment variées de la substance du corps : or conçoit-on rien de plus chimérique que la lésion d'une abstraction?..... Restons-en donc à ces connaissances positives, évidentes comme des axiomes, qui se présentent à nous si claires et si précises; et, répétons-le encore une fois, un phénomène morbide ne saurait être qu'un phénomène normal altéré. Ici point d'hypothèse, point de supposition arbitraire. En effet, qu'est-ce qu'un phénomène normal, sinon une manière d'être, une propriété de la substance même de notre corps ou de tout autre corps animé? et, par conséquent, qu'est-ce qu'un phénomène morbide, sinon la traduction fidèle d'une modification de cette substance, sinon une lésion de la substance elle-même? Sans doute notre œil ne voit point cette substance, notre doigt ne la touche point, notre compas ne la mesure point, et nous ne sentons pas davantage la modification de cette substance, qui constitue la lésion. Mais l'homme est-il donc destiné à ne connaître que ce qu'il voit, que ce qu'il touche, que ce qu'il mesure? Non assurément; on pourrait même dire, avec les cartésiens, que les objets de nos sensations nous fournissent les connaissances les plus obscures et les plus contestables. D'ailleurs l'homme ne découvre que des rapports ; contentons-nous de pousser nos connaissances médicales aussi loin que l'intelligence humaine peut aller. Or c'est un adage scientifique que ce précepte :

« *Animo intelligere quod oculo non vides.*

« Non, nous ne voyons pas le changement qui s'est opéré dans la substance pour amener le phénomène morbide ; mais, comme le phénomène normal n'est qu'une modification de la substance, nous pouvons hardiment affirmer qu'elle a subi une modification nouvelle, une altération pour produire le phénomène morbide. Après ce qui précède, n'est-il pas légitime de dire que toute maladie suppose une modification altérative de la substance du corps humain, qu'en un mot toute maladie est une lésion?

« Ajoutons, pour compléter ces idées, qu'il n'est point nécessaire que la lésion, l'altération porte directement sur la substance organique envisagée dans ses premiers éléments constitutifs, dans sa matière première. Non, la substance organique est arrangée en tissus, ceux-ci disposés en organes, qui eux-mêmes servent à former des appareils. Par conséquent, la lésion peut porter sur ces arrangements de la substance organique, et constituer des lésions de tissus élémentaires, des lésions d'organes, des lésions d'appareils ; voilà pour les solides du corps humain. Mais ce n'est pas tout, il y a aussi des parties liquides, des humeurs, comme les appelaient les anciens ; parmi celles-ci, ne serait-il pas téméraire de négliger ce liquide qui est le centre de la vie organique, que Moïse appelait l'âme de la chair, et que Bordeu peignait par cette métaphore de la *chair coulante ?* j'ai nommé le sang. Eh bien, ces parties liquides, ces humeurs peuvent être altérées dans leur composition, dans l'association de leurs éléments et dans ces éléments eux-mêmes. Ce qu'une chimie imparfaite n'avait pu faire, une chimie plus éclairée l'a réalisé.

Nous avons vu ces altérations, soupçonnées par le génie médical, devenir aussi palpables que les altérations des solides.

« Ainsi les maladies seront tantôt une lésion des solides, tantôt une lésion des liquides et du sang en particulier, tantôt une double lésion et des solides et des liquides du corps humain. Disparaisse à jamais cette esprit étroit d'exclusion qui rangeait les médecins en deux camps, celui des humoristes et celui des solidistes ! La science moderne a vaincu le sphinx et fixé les destinées irrévocables de la médecine !

« Maintenant, qu'on nous parle de la nosologie et de ses difficultés ; le problème est résolu : il faut diviser les maladies comme les fonctions, ou plutôt comme les parties qui en sont les supports. La physiologie et l'anatomie nous offrent des cadres tout préparés à recevoir la science pathologique, uniquement basée sur les faits et sur leurs conséquences rigoureuses.

« Toutefois ce serait une grave erreur de croire que le même malade ne peut présenter qu'une seule partie de son corps altérée et souffrante. Les phénomènes morbides s'associent comme les phénomènes normaux et suivant les mêmes lois : tantôt ce sont les sympathies qui propagent la souffrance d'un tissu à un autre tissu, d'un organe à un autre organe, d'un viscère à un autre viscère, d'un appareil à un autre appareil. Et ce ne sont point encore les seules voies par lesquelles les souffrances peuvent se disséminer et se généraliser dans le corps humain. Les produits morbides engendrés dans les parties malades peuvent ou entrer directement dans la circulation, soit par les orifices des veines restés béants à la surface des plaies, soit qu'ils aient été formés dans l'intérieur des vaisseaux eux-mêmes, ainsi qu'on l'a dit pour la phlébite, ou bien n'arriver dans le torrent circulatoire qu'après avoir été absorbés par les vaisseaux centripètes, lymphatiques et veineux. Par ce moyen, ces produits disséminés dans l'organisme vont constituer de nouveaux foyers morbides plus ou moins nombreux et en rapport avec la sensibilité spécifique des parties solides. Mais ils peuvent aussi être éliminés par les émonctoires, ce qui explique pourquoi l'absorption des produits

morbides ne produit pas toujours les graves désordres que
dans d'autres cas ils déterminent. Tantôt encore ces produits
mêlés, soit directement, soit indirectement, au sang, en altè-
rent la composition et les propriétés; d'autres fois ils traversent
le sang sans l'altérer, et vont porter sur les solides leur action
délétère : c'est ainsi qu'un conducteur électrique reçoit et
transmet l'étincelle, sans qu'il soit possible d'y découvrir les
traces du fluide qui l'a parcouru. Quelques médecins ont con-
testé ces disséminations des maladies, ces métastases sympathiques ou mécaniques; ils ont nié ces explications comme un
tissu d'absurdités, de faits controuvés et mal observés. Mais
qu'ont-ils mis à la place de ces explications si simples, si
naturelles, si satisfaisantes pour l'esprit? Ils ont été chercher, dans la moisissure des *institutaires*, quelque vieux mot,
comme celui de diathèse, etc. Or ouvrons un dictionnaire
moderne ou même un traité de pathologie générale : comment
y définit-on le mot diathèse ? C'est la cause inconnue de certains phénomènes morbides. Cela est-il aussi clair, aussi
satisfaisant? Quelle singulière manie de parler de causes inconnues, comme si on les connaissait! Ne serait-il pas plus
sage de nous épargner la peine d'étudier un langage ontolo-
gique et suranné ?

« Qui osera dire, d'ailleurs, que les phénomènes morbides
ne s'associent pas comme les phénomènes normaux? Mais,
pour les amateurs d'antiquité et de tradition, ceci devrait être
sacré, car c'est une idée antique et traditionnelle. Consultons
Hunter, Stalh, Van Helmont, etc.; après ces imposants témoignages, que pourront dire les adversaires du progrès? Ils
reconnaîtront avec nous que les phénomènes morbides s'associent comme les phénomènes normaux et suivant les mêmes
lois. Enfin arrivons à l'observation des malades. La méthode
physiologique peut montrer sur ce terrain toute sa supériorité, que dis-je? son exclusive vérité.

« Nous avons dit que les phénomènes morbides s'associent
comme les phénomènes normaux. En conséquence :

« Observer un malade, c'est chercher à connaître l'état,
« non pas d'un de ses organes, car alors on ne connaîtrait

« qu'une partie d'un tout, mais de tous ses viscères, ou plus
« généralement encore de toutes les parties qui le composent; et,
« comme on ne peut ordinairement connaître l'état des organes
« que par celui des fonctions, évidemment il faut interroger
« toutes les fonctions pour connaître l'état d'un malade (1). »

« En second lieu : « Il faut déterminer avec précision le début
« de l'affection..... Pour être certain d'avoir la vérité sur ce
« point, il faut, après avoir demandé au sujet depuis quand
« il est malade, savoir s'il éprouvait auparavant de la douleur,
« quelque maladie dans un point quelconque du corps ; s'il
« avait plus soif, moins d'appétit qu'à l'ordinaire ; s'il tous-
« sait, etc., etc.; en un mot, *il faut interroger toutes les fonc-*
« *tions* (2). »

« En troisième lieu : « Le début de la maladie étant fixé, il
« faut passer à l'*examen des symptômes*..... Comme c'est seu-
« lement par l'étude des fonctions qu'il est possible de dé-
« couvrir l'organe ou les organes malades, évidemment *il est*
« *nécessaire d'interroger toutes les fonctions.* » Il faut encore
indiquer avec soin le point où la douleur a commencé, « pré-
« ciser avec soin le siége des phénomènes morbides (5). »

« En quatrième lieu, anatomie pathologique : « L'anatomie
« pathologique ne peut rendre à la science les services qu'on
« doit en attendre qu'autant qu'on procédera avec un soin, en
« quelque sorte extrême, à l'examen de tous les organes chez
« les sujets qui auront succombé, qu'on notera sur cet état,
« quel qu'il soit, naturel ou éloigné de l'état naturel, avec pré-
« cision (4). »

« En cinquième lieu : « Mais ce n'est pas assez d'avoir con-
« staté l'état du sujet, d'avoir étudié *toutes ses fonctions* depuis
« le début de la maladie jusqu'à sa terminaison; il faut encore
« recueillir *toutes les données* qui peuvent ou qui pourraient

(1) Louis, *Conditions de l'observation.* — *Mémoires de la Société médicale d'observation*, tom. I, p. 5.
(2) Louis, *loco citato*, p. 7 et 8.
(3) Louis, *loco citato*, p. 11.
(4) Louis, *loco citato*, p. 16.

« amener un jour à la connaissance des *causes* occasionnelles
« ou éloignées qui lui ont donné naissance. »

« On ne saurait refuser à cette méthode d'observation le
privilége d'être plus complète que les autres méthodes. En
effet, jamais personne n'avait pensé à dire qu'il fallait faire
un état de lieux de tout l'organisme, chez tous les malades, à
propos de tout. Cette méthode est si complète, qu'elle n'a
jamais pu être appliquée par ceux mêmes qui la préconisent,
ce qui démontre son incontestable supériorité sur ces petites
méthodes qui se bornent à dire que, pour bien observer, il
faut tout simplement savoir ce qu'on veut observer et constater scientifiquement les phénomènes sous leurs divers rapports.

« Quant à la thérapeutique, rien n'est plus simple. Si le sujet a trop de forces, on l'affaiblit ; s'il est trop faible, on le
fortifie. La physiologie nous enseigne les moyens qui répondent à ces deux grandes médications, et nous en donne même
quelques autres. »

Tel est l'exposé fidèle de la méthode physiologique. Ses
sectateurs n'adoptent pas tous la même hypothèse physiologique ; mais tous sont d'accord sur les points fondamentaux ;
ils parlent, ils observent, ils traitent les malades *physiologiquement*. Leurs dissentiments partiels sont de la variété dans
l'unité, ce qui constitue la richesse de la doctrine.

Je le demande encore : est-il possible à un jeune homme
d'échapper aux séductions d'une théorie si bien liée, si logique en apparence, dans laquelle le sophisme est si habilement
dissimulé, et dont les préliminaires ne sont en réalité que les
plus incontestables vérités. Pascal a dit avec raison : « Il y
en a plusieurs qui errent d'autant plus dangereusement qu'ils
prennent une vérité pour principe de leur erreur. Leur faute
n'est pas de suivre une fausseté, mais de suivre une vérité à
l'exclusion d'une autre. » (*Pensées.*)

Résumons les prétentions de la doctrine physiologique :

1° Elle est seule vraie.

2° Les médecins n'ont jamais dit ce que c'était que l'essence ou la nature des maladies. Seule la doctrine physiologique l'a découvert.

5° Cette doctrine est nouvelle ; elle constitue une réforme fondamentale et un progrès immense en médecine ; voilà pourquoi elle s'intitule médecine moderne, afin de se séparer des âges de barbarie représentés par la médecine ancienne.

4° Cette doctrine possède seule les conditions d'une bonne et légitime observation.

LA PHYSIOLOGIE HYPOTHÉTIQUE NE PEUT ÊTRE LA BASE DE LA MÉDECINE.

Si, dans ce chapitre, on pouvait voir une attaque contre la physiologie, j'aurais complétement manqué le but que je me propose. En effet, il s'agit de prouver que les hypothèses physiologiques ne sont point la base de la médecine, et non de disserter sur la valeur intrinsèque de la science physiologique. Pour réfuter Broussais, on a trouvé commode de réduire à rien ou presque rien les vérités de la physiologie ; mais c'est commettre en sens contraire le sophisme que fit le chef de l'école moderne. De ce que ces deux sciences se prêtent un mutuel secours, il n'en résulte pas que l'une soit tout et l'autre rien, que l'une soit vraie et l'autre fausse : ainsi l'astronomie et les mathématiques sont intimement liées, et cependant il n'est encore venu à personne l'idée que les mathématiques fussent la base de l'astronomie, ou que l'astronomie fût la base des mathématiques, ou que l'une de ces deux sciences dût absorber l'autre. Il en doit être de même dans la question qui nous occupe : la physiologie n'est pas plus la base de la médecine que celle-ci n'est la base de la première ; ce sont deux sciences qui reposent sur un même principe, celui de la nature de l'homme, mais dont les faits s'envoient une lumière réciproque. Nous ne voudrions pas plus dire, avec M. Louis, que la physiologie est le roman de la médecine que nous ne voudrions appeler la médecine le roman de la physiologie (1). C'est une fâcheuse manière de procéder que de sa-

(1) M. Louis, qui, comme nous l'avons vu, base l'observation sur la physio-

crifier des vérités légitimes au profit d'autres vérités. Je sais
que l'exagération conduit facilement à l'exagération en sens
contraire ; mais l'exagération, si désintéressée qu'elle soit, ne
doit jamais servir d'armes à la vérité, qui peut toujours s'en
passer.

Il est encore une objection à prévenir avant de passer outre. Quand on attaque la doctrine physiologique, ses partisans
ne manquent pas de signaler leurs adversaires comme des
ennemis des progrès de la science, comme des gens qui re-
poussent les idées modernes par cela seul qu'elles sont modernes, et n'aiment les anciens que pour cette raison seule
que les morts sont des compétiteurs moins dangereux que
les vivants. Ces médecins physiologistes ont constamment à la
bouche les mots *faits, observations, esprit sévère, induction
légitime, exactitude*, et il semble, quand on n'est pas de leur
avis, qu'on méprise les faits, l'observation, la sévérité d'esprit, l'induction légitime. Ce sont là des tactiques qu'il suffit
de signaler pour les déjouer. De ce que l'on ne prend pas une
erreur pour une grande découverte, on n'est point pour cela
l'ennemi du progrès ; de ce que l'on ne croit pas que les bases
de la science puissent changer, on n'est pas pour cela l'ennemi
des idées modernes ; on est, au contraire, l'ami du passé, du
présent et de l'avenir. De ce que l'on n'affiche pas avec une
pédanterie insupportable sa passion pour les faits, l'observation, la sévérité dans les jugements et les inductions, il ne
s'ensuit pas qu'on méprise des procédés scientifiques univer-
sels. Seulement on a assez de tact pour ne pas se croire l'in-
venteur de l'observation en médecine.

Après ces réflexions, j'aborde la discussion.

J'ai eu soin de présenter les arguments que les partisans
de la suprématie de la physiologie hypothétique sur la médecine ont fait valoir en faveur de cette opinion, entre autres
ceux de Mercado et de Boerhaave : on doit penser que ces
grands hommes, qui ne firent fausse route qu'en théorie,

---

logie, par une inconséquence singulière, opposa cette phrase à Broussais,
dans l'examen qu'il fit de l'examen des doctrines médicales.

n'auraient pas donné dans une erreur palpable. Il serait donc souverainement faux de croire que tout est erroné dans l'exposition du chapitre précédent. Nous allons essayer de faire la part de la vérité et celle de l'erreur.

Rien de plus juste que ce principe sur lequel on s'appuie, que le mal ne peut être connu que par le bien ; rien de plus légitime que les conséquences immédiates que l'on en tire. Sans doute il faut nous adresser à la santé pour connaître la maladie. Mais comment doit-on le faire? Ici est la difficulté. Sans aucun doute un phénomène morbide n'est qu'un phénomène normal altéré ; sans aucun doute un phénomène morbide suppose une altération dans la substance de notre corps, que cette altération soit ou non appréciable à nos sens et à nos moyens d'investigation. Mais ce que je ne saurais trop faire remarquer, c'est le sophisme qui consiste à employer indistinctement les mots phénomène morbide et maladie, comme s'ils avaient le même sens, comme si un phénomène morbide était une maladie, et réciproquement. C'est sur cette confusion de deux idées absolument distinctes que repose toute la doctrine physiologique. Ce sophisme, qui consiste à prendre la partie pour le tout, est la clef de voûte du chimérique édifice que nous avons élevé. Employer alternativement les expressions « phénomènes morbides et maladies, » telle a été la tactique dont nous avons usé, imitant en cela ce que les partisans de la doctrine physiologique font avec bonne foi et naïveté.

Puisque chaque phénomène morbide représente un phénomène normal altéré, puisque chaque phénomène morbide a pour racine un phénomène normal, il est de toute évidence que les divisions physiologiques et anatomiques s'appliquent rigoureusement aux phénomènes morbides isolés. Mais, si les phénomènes morbides ne sont point des maladies proprement dites, il est également évident que les divisions qui conviennent aux premiers ne sauraient être appliquées aux dernières. La première chose à faire, par conséquent, est de déterminer la différence qu'il y a entre les maladies et les phénomènes morbides.

La *forme* du corps humain, c'est-à-dire l'ensemble des propriétés qui en déterminent la figure, la structure et les fonctions, est la raison de tout ce qui se passe de bien, de régulier dans ce corps, de la santé par conséquent. De même
l'altération de cette forme, c'est-à-dire la privation de la santé,
est la raison des désordres que l'on observe dans notre corps.
Or la maladie n'est autre chose que la privation de la santé,
et par conséquent elle est la raison de ces désordres.
« *Omnis privatio inquantùm hujusmodi habet rationem mali,
sicut omnis forma habet rationem boni. — SAINT THOMAS.* »
Si la maladie est la raison des phénomènes morbides, un phénomène morbide n'est point une maladie. Pour parler un langage plus facile, la maladie est le principe des phénomènes
morbides : or la cause et l'effet ne sauraient être une seule et
même chose. Ce serait encore de même si l'on considérait la
maladie comme un tout dont chaque phénomène morbide serait
une partie : on arriverait toujours à la même conclusion,
qu'il ne faut pas identifier deux ordres d'idées aussi distincts.
C'est, du reste, un précepte élémentaire en médecine de ne
point confondre les symptômes avec les maladies ; on le trouve
dans tous les institutaires depuis Galien. Juncker ouvre son
Traité de pathologie par ces lignes :

« *Symptomata non solum ab ipso morbo, verum etiam à se-
ipsis sollicitè distinguere, universæ medicinæ, tàm theoriticæ
quàm practicæ, maximam lucem adfundit.* »

Examinons maintenant comment l'erreur en question s'est
introduite : Boerhaave va nous en dévoiler le mécanisme.
Cet illustre médecin définit la maladie de la manière suivante :
« *Status corporis viventis tollens facultatem exercendæ actionis cujuscumque vocatur morbus.* — Un état du corps humain qui ôte la faculté d'exercer une fonction, quelle qu'elle
soit, s'appelle une maladie. » Puis aussitôt Boerhaave ajoute
ces paroles, qu'on ne saurait trop peser : « *Cujus ergo idea
est absentiæ requisiti ad exercitium possibile actionis, vel
præsentiæ repugnantis exercitio eidem.* — Donc l'idée de la
maladie répond à l'absence des conditions requises pour que
l'exercice d'une fonction soit possible, ou à la présence d'un

obstacle à cette exercice. » Qu'est devenu, dans cette seconde définition, le *status corporis viventis tollens...* ? etc. En le supprimant, Boerhaave a supprimé la moitié principale de la première définition, et la maladie, qui ici était un état du corps vivant, n'est plus là que l'état d'une fonction ; autrement dit, la maladie, qui était d'abord la privation de la santé, devient la privation de l'exercice d'une fonction ; enfin la maladie, qui était la raison de ce désordre (*tollens facultatem*), est devenue le désordre lui-même ; la cause est donc confondue avec son effet : tel est le mécanisme de cette erreur.

Puis viennent les conséquences immédiates du sophisme : « Proindè omnes morborum quorumcumque naturæ cognoscendæ et inveniendæ sunt in variis conditionibus diversi modi affecti corporis bene observatis, enarratis explicatisque.

« Qui ità haberet perfectè intellectas omnes conditiones requisitas ad actiones, ille perspiceret clarè defectum conditionis ex cognito morbo, et rursùm benè caperet ex cognito defectu naturam morbi indè necessariò sequentis.

« Ut itaque actiones, sic morbi distingui possunt ; ut conditiones ad actiones, ita et harum defectus ; hinc : 1° morbi partis solidæ simplicis organicæve ; 2° humorum morbi, horum naturam, copiam, accidentia spectantes ; 5° morbi ex his binis compositi, qui humani, masculini, fœminini — ad quas classes summas omnes compendio duci queunt (1). »

« En conséquence, il faut connaître et chercher la nature de toutes les maladies, quelles qu'elles soient, dans l'observation, la description et l'explication scrupuleuses des diverses conditions des mille et mille affections du corps.

« Celui qui comprendrait parfaitement toutes les conditions requises pour l'accomplissement des fonctions, celui-là, dis-je, s'élèverait de la connaissance de la maladie à la connaissance claire et précise du défaut dans une de ces conditions, et réci-

____

(1) Tous ces passages sont extraits de la médecine générale de Boerrhaave. Voy. *Institutiones medicæ in usus annuæ exercitationis domesticos digestæ ab Hermanno Boerrhaave.* Paris ; Guillaume Cavelier, éditeur. Pages 362, 365, 564. — *Morbi natura et morborum differentiæ.*

proquement il saisirait parfaitement, en connaissant ce défaut, la maladie qui en est la conséquence nécessaire.

« On peut classer les maladies comme les fonctions, et les défauts dans les conditions des fonctions comme ces conditions elles-mêmes ; de là cette division : 1° maladies des solides, soit des tissus simples, soit des organes ; 2° maladies des humeurs par rapport à leur nature, à leur quantité, à leurs changements accidentels ; 3° maladies composées de ces deux éléments, savoir : maladies de l'espèce humaine, du sexe masculin, du sexe féminin. — Toutes les maladies peuvent être ramenées à ces grandes divisions. »

La principale erreur de la doctrine physiologique consiste donc à opposer les maladies aux fonctions, au lieu de les opposer à la santé. La maladie, ainsi envisagée, n'est plus un état contre nature du corps vivant, c'est l'état contre nature d'une seule fonction.

Nous avons vu comment Boerrhaave a confondu, dans ses *Institutions médicales*, les phénomènes morbides avec les maladies : examinons maintenant comment on a transformé les lésions en maladies.

Pour bien comprendre le mécanisme de cette confusion, il est nécessaire de connaître le rôle que l'on a fait jouer successivement aux lésions. Nous allons voir qu'on les considérait comme la cause prochaine des maladies.

« Les médecins dogmatiques, dit Celse (1), soutenaient qu'il est nécessaire d'avoir connaissance des causes cachées des maladies, aussi bien que des évidentes ; qu'il faut savoir comment se font les actions naturelles et les diverses fonctions du corps humain, ce qui suppose la connaissance des parties internes. Ils appelaient causes cachées celles qui concernent les éléments ou les principes dont nos corps sont composés, et ce qui fait la bonne ou la mauvaise santé. Il est impossible, disaient-ils, de savoir comment il faut s'y prendre pour guérir une maladie, si l'on ignore d'où elle vient, puisqu'il est sans doute qu'il faut autrement se conduire si les maladies en gé-

____

(1) Cel. *Præf.*, lib. I.

néral viennent de l'excès ou du défaut des quatre éléments,
comme quelques philosophes l'ont cru ; autrement si tout le
mal vient des humeurs, comme l'a cru Herophile ; autrement
si c'est aux esprits qu'il faille s'attacher, suivant la pensée
d'Hippocrate ; autrement si le sang, se transvasant des veines
qui sont destinées à le contenir dans celles qui ne doivent contenir que des esprits, il excite l'inflammation, et si cette inflammation produit le mouvement extraordinaire du sang que l'on
remarque dans la fièvre, suivant l'opinion d'Érasistrate ; autrement enfin, si c'est par le moyen des petits corps qui
s'arrêtent dans des passages invisibles et qui bouchent le che-
min, comme l'assure Asclépiade.... Ils soutenaient enfin que,
comme les douleurs et les maladies les plus considérables
viennent des parties internes, il est impossible qu'on y ap-
porte des remèdes sans connaître ces parties ; qu'il était, par
conséquent, nécessaire d'ouvrir les corps des morts et d'examiner leurs entrailles ; qu'il serait même encore plus à propos
d'imiter Hérophile et Érasistrate qui avaient disséqué tout
vifs des criminels condamnés à la mort, et que les rois leur
avaient fait remettre, ce qui avait procuré à ces médecins la
satisfaction de voir à découvert, même avant que ces malheureux expirassent, ce que la nature tenait auparavant caché, et de considérer la situation, la couleur, la figure, la
grandeur, l'ordre, la dureté, la mollesse, l'âpreté ou le poli-
ment, les éminences et les cavités de chaque partie, pour savoir ce qui reçoit et qui est reçu, etc. Ils ajoutaient qu'il
n'est pas possible, lorsque quelqu'un souffre de la douleur
au dedans du corps, de savoir ce qui lui fait mal, si l'on ne
sait précisément la situation de chaque viscère et de chacune
des parties internes, et qu'il ne se pouvait plus faire qu'on
guérît une partie malade sans la connaître ; que lorsque les
entrailles d'un blessé sortent ou paraissent par la plaie, celui
qui ignore la couleur que doit avoir une partie saine ne saurait discerner ce qui est en bon état d'avec ce qui est corrompu ou altéré, et, par conséquent, n'y peut point remédier ;
qu'au contraire on y appliquera sûrement des remèdes, si l'on
a connaissance de l'état naturel des parties offensées... »

Il est clair, par ce passage, que les médecins dogmatiques entendaient par causes internes ou cachées, par causes prochaines des maladies, ce que nous désignons aujourd'hui sous le nom de lésions, d'altérations pathologiques, et qu'ils conseillent l'étude de l'anatomie normale au profit de l'anatomie pathologique.

Quant à Galien, il considérait comme causes des maladies les altérations des humeurs et comme maladies les lésions des parties solides, tissus ou organes. Déjà, par conséquent, les lésions étaient confondues avec les maladies. Il ne restait donc plus que les altérations des humeurs à ranger parmi les maladies. Boerrhaave opéra cette dernière confusion. Il n'eut besoin pour cela que de transporter dans la nosologie une partie de l'étiologie, celle qui traitait des causes prochaines. Voici la raison qu'il en donne : *Causa proxima est fere eadem res ipsi integro morbo.*

Donc les lésions sont considérées comme la cause prochaine des maladies par les dogmatiques, la cause prochaine identifiée avec la maladie par Boerrhaave, partant les lésions identifiées avec les maladies.

La lésion a donc successivement joué et le rôle de cause de maladie et celui de maladie même. Ceci nous explique le titre de l'ouvrage de Morgagni : *De sedibus et causis morborum per anatomen indagatis.*

La partie de l'étiologie qui traitait des causes prochaines passa dans la nosologie. Son étude fut appelée anatomie pathologique. Telle est l'histoire de l'invention de cette partie de la médecine : les organiciens modernes en sont bien innocents.

Ces médecins ont découvert, disent-ils, le grand principe de la *localisation des maladies;* c'est là ce qu'ils signalent comme la grande réforme, comme le grand progrès de la médecine moderne. Mais la localisation des maladies, leur dirons-nous, n'est autre chose que la classification nosologique de Galien, que voici : les maladies se divisent en trois classes :

1° Intempéries, avec ou sans matière des parties similaires ;

2° Irrégularité des parties organiques par rapport à leur nombre, à leur grandeur, à leur figure, à leurs cavités, à leur situation et à leurs liaisons ;

5° Solution de continuité qui arrive lorsque quelque partie simple ou composée est coupée, rongée, meurtrie, rompue, étendue violemment ou brûlée.

Voilà donc la réforme des organiciens, le progrès, la grande découverte de l'école physiologique, qui se trouve n'être qu'une contrefaçon de Galien. Hâtons-nous d'ajouter que Galien n'est pas l'auteur de la localisation des maladies : ce grand principe posé par l'école moderne était déjà en honneur à l'école d'Alexandrie longtemps avant Galien. Hérodote assure que tout est plein de médecins en Égypte, parce que chaque partie du corps et chaque maladie a son médecin. Les uns sont pour les maux de tête, d'autres pour les maux d'yeux, d'autres pour les dents, d'autres pour le ventre (1). Cela ne nous suffit point encore : il faut montrer aux localisateurs des maladies l'origine de leur découverte nosologique. Or, Origène raconte (2) que les Égyptiens reconnaissaient trente-six démons ou dieux de l'air qui s'étaient partagé le corps de l'homme et dominaient sur trente-six parties dont il était composé, y faisant, à leur gré, la santé et la maladie.

Je sais fort bien que les démons des Égyptiens ont fait place aux archées de Van Helmont, que ceux-ci ont été remplacés par les vitalités spécifiques de Bordeu, et celles-ci par les propriétés vitales de Bichat. Mais quant au grand principe de la localisation des maladies, il nous a été transmis en ligne directe de l'ancienne Égypte. Singulier progrès !

La classification anatomique, ou la localisation des maladies est une banalité en médecine. Voici ce qu'en dit Sauvages (5) : « La méthode anatomique divise les maladies selon les parties du corps où elles établissent leur siége et, par conséquent, en internes et externes, en générales et en particuliè-

(1) Dom Calmet, *Dissertation sur la médecine.*
(2) Dom Calmet, *loc. cit.*
(3) *Nosologie méthodique, discours préliminaire*, pag. 104-105 ; traduit par Gouvion ; Lyon, 1772.

res, en maladies de l'âge, du sexe, et enfin, en maladies de la tête, de la poitrine, du bas-ventre et des membres. Elle décrit ensuite les maladies de chaque partie, et détaille leurs symptômes particuliers. Ceux qui suivent cette méthode mettent au rang des maladies ce que tous les praticiens ne regardent que comme des vices, des principes et des causes de maladies, et ils donnent le nom de symptômes à ce que les praticiens appellent des maladies. Voyez l'*Idée universelle de la médecine* de J. Johnston, imprimée à Amsterdam, en 1664. On n'y regarde point l'apoplexie, la folie, la rage, la migraine comme des maladies ; on garde ce nom pour les verrues, les lentilles, une petite plaie, les jambes cagneuses, etc. Tous les praticiens condamnent cette nomenclature ; il n'y a que le jargon des scolastiques qui puisse la supporter. »

J'en ai dit assez, je crois, pour montrer que la méthode physiologique, anatomique, organique, comme on voudra l'appeler, n'est ni un progrès ni une découverte. Avant d'en montrer toutes les absurdités, je désire faire justice d'un de ses plus spécieux arguments. On ne manquerait pas de me dire, en effet, que c'est à la division des maladies suivant leur siége que nous devons l'anatomie générale. Or il en est de la création de l'anatomie générale comme de la création de l'anatomie pathologique. L'école physiologique a autant créé l'une que l'autre. Les partisans de cette prétendue doctrine abusent de quelques phrases échappées à la plume de Bichat, dans des considérations préliminaires, pour en faire un de leurs chefs. Mais Bichat n'était point médecin, on ne saurait trop le répéter, à l'époque où il est mort. Bichat est un grand et admirable anatomiste, et cette part est assez belle. Où avez-vous vu que son esprit ait cherché la différence ou l'identité des maladies, des symptômes et des lésions ? Nulle part. Oubliez les quelques réminiscences de la lecture des *Institutions de médecine* de Boerrhaave que vous rencontrez dans ses écrits : c'est rendre service à son renom. Surtout ne faites jamais de Bichat le créateur de l'anatomie générale, c'est-à-dire de l'histoire des parties similaires du corps humain. Qui donc ignore que l'invention des parties similaires appartient à Empédocle ;

qu'Aristote les signale dès le début de son histoire des animaux; que Galien en a donné la classification et la description ;
que, depuis ce grand homme, jamais anatomiste de quelque
valeur n'a omis la description de ces parties ; que Haller, le
premier, omit cette distinction capitale en anatomie, sans que
néanmoins il ait manqué de décrire les tissus simples ; qu'il
existe sur l'histoire des parties similaires des milliers de volu-
mes, et qu'enfin, si Bichat a fait le meilleur traité des parties
similaires, il n'a rien inventé en anatomie générale, pas même
l'histoire des membranes muqueuses et des membranes sé-
reuses, qui est parfaitement établie dans Hunter. Laissez à
Bichat la gloire d'être le premier des anatomistes modernes,
et ne la flétrissez pas en supprimant à son profit les travaux
des anatomistes de tous les âges.

Maintenant que nous avons mis de côté les prétendus progrès, inventions et découvertes du physiologisme, nous pouvons étudier d'une manière approfondie la valeur intrinsèque
de cette doctrine. En effet, il ne suffit pas d'avoir montré
qu'elle n'est que la reproduction des plus vieilles théories, il
faut encore prouver qu'elle est radicalement fausse.

La maladie, avons-nous dit, est la privation de la santé, et
c'est pourquoi on l'appelle un état contre nature du corps
humain, la santé représentant son état naturel. La maladie ne
peut donc être opposée à chaque fonction ou à chaque partie
du corps ; autrement, il faudrait admettre qu'il y a autant de
santés diverses qu'il y a de fonctions et de parties différentes
dans le corps humain. A cela on ne manquera pas de répondre qu'il suffit du trouble, du désordre d'une seule partie,
d'une seule fonction, pour jeter la perturbation dans l'ensemble, attendu que tout concourt, tout consent, tout conspire
dans l'économie, suivant la belle expression d'Hippocrate.

Voilà donc chaque maladie réduite à un phénomène morbide, et l'ensemble des maladies représenté par le tableau des
phénomènes ; de sorte que la doctrine physiologique aurait
au moins le mérite de nous donner une nosologie possible.
Mais qu'est-ce que cette nosologie? C'est la classification vulgaire des symptômes et des lésions. En effet, comment divise-

t-on les symptômes ? Le voici ; on en forme trois catégories :

1° *Actio læsa ;*

2° *Vitium excretorum ;*

3° *Qualitatum externarum corruptio.*

C'est-à-dire :

1° Trouble des fonctions ;

2° Vices des excrétions ;

3° Changements dans les qualités sensibles.

Quant aux lésions, ce sont les altérations des parties solides ou liquides du corps humain. Donc, tout l'effort de la méthode physiologique se réduit à nous donner notre division des symptômes et des lésions comme une classification nosologique, c'est-à-dire qu'elle aboutit à une confusion d'idées. Elle ne fait rien, elle gâte ce qui est fait. Aussi ses adeptes ne manqueront pas d'arriver à leur dernier argument, que voici : Non, diront-ils, nous ne confondons pas les symptômes avec les maladies, car la maladie c'est la lésion, et le symptôme c'est le changement que cette lésion détermine dans les propriétés vitales et les fonctions ; en un mot, la maladie c'est l'organe lésé, et le symptôme est le cri de cet organe.

On a eu la maladresse de leur répondre qu'il y avait des symptômes sans lésion, et les physiologistes ont cru triompher. Comment ! disent-ils, une fonction serait troublée, et l'organe qui en est le support ne serait en rien altéré ! Que nous voyions ou que nous ne voyions pas cette altération, elle existe : tout phénomène est une modification de la substance, et tout changement, toute altération dans les phénomènes suppose une altération dans la substance, ce qui est vrai ; mais ce n'est pas la question. Ce qu'on appelle des lésions en médecine, ce qui est l'objet de l'anatomie pathologique, ce ne sont pas des distinctions philosophiques entre la substance et la modification, ce sont des altérations appréciables, qu'on voit, qu'on touche, qu'on mesure, qu'on décrit. Or, nous le demandons, existe-t-il ou n'existe-t-il pas des symptômes sans lésion appréciable ? Personne, même parmi les organiciens, n'hésitera à répondre affirmativement. Du reste, cet argument ne prouve rien pour personne, et je ne comprends pas qu'on donne aux organiciens la satisfaction de répéter, comme s'ils l'avaient trouvé, que les phénomènes supposent des substances, et que les modifications dans les phénomènes impliquent des modifications dans la substance. En quoi cela peut-il prouver que la partie soit égale au tout, la lésion identique à la maladie?

Il me semble qu'on ferait promptement justice de la distinction des organiciens en leur montrant que les lésions ne sont que des troubles de certaines fonctions, des *fonctions naturelles* qui président à la nutrition intime et à la conservation des parties, en exceptant les lésions traumatiques, qui n'ont rien à faire ici. On leur montrerait alors que l'organe souffrant est le cri de la nutrition souffrante. Or la nutrition n'étant ni un tissu ni un organe, mais une fonction, et les symptômes comprenant toute *actio læsa*, ce qu'ils appellent la cause du symptôme est un simple effet comme les autres symptômes, un produit de la maladie, et non la maladie elle-même ; qu'en un mot, si un organe devient souffrant et est altéré ou lésé, c'est parce que le corps est privé de la santé, et que cette privation implique des désordres dans certains organes comme dans certaines fonctions. Par conséquent, la base de la médecine ne serait point la physiologie organicienne avec ses divisions des parties du corps humain et des fonctions, puisque ces désordres des parties et des fonctions sont subordonnés à un autre fait, à une autre loi qui est la raison de ces désordres.

Pourtant rien n'est plus vrai que ce principe ; nous ne pouvons connaître les phénomènes morbides que par les phénomènes normaux, la maladie par la santé. Or il nous est impossible d'arriver des phénomènes normaux à la maladie. Il y a donc un abîme entre la physiologie et la médecine ; cette dernière est donc impossible si l'on veut voir dans une maladie autre chose qu'un phénomène altéré, et que les conséquences physiologiques de cette première altération. Telle est la conclusion à laquelle sont arrivés les médecins physiologistes. Ils ont supprimé les maladies et les ont remplacées par les phénomènes morbides ; à la nosologie ils ont substitué la symptomatologie et l'anatomie pathologique. Mais ici encore ils ont trouvé des difficultés inattendues. En effet, chaque symptôme, chaque lésion diffèrent suivant la maladie dans laquelle on les observe. La dyspnée varie dans ses phénomènes comme les maladies dont elle est le symptôme ; il en est de même de l'inflammation, de même de tous les autres symptômes et de toutes les autres lésions. Or comment exprimer ces différences relatives aux maladies en niant les maladies elles-mêmes? Le voici. C'était encore trop des lésions et des symptômes pour constituer des maladies ; on est descendu jusqu'à la dernière analyse des phénomènes, afin d'échapper à ces fatales distinctions que les maladies leur impriment. On a fait de nouveaux noms pour ces nouvelles choses, et cela s'est appelé la médecine organo-pathologique : c'est la poussière de la pathologie. Voilà où la logique a conduit les partisans de l'organicisme : à nier les maladies pour en faire des lésions, à nier les lésions pour en faire des barbarismes.

Tous les explicateurs physiologiques en sont là quand ils sont logiciens. Pour expliquer toute maladie par la force médicatrice, M. Cayol a été réduit à en contester l'identité et la fixité. On ne peut pas plus, suivant lui, les assujettir aux classifications que les faits historiques, à cause de leur infinie variété, ce qui prouve que M. Cayol confond les phénomènes morbides avec les maladies.

Je termine cette discussion par un dernier argument. Ne pourrait-on pas considérer la maladie comme une association de phénomènes morbides? Dans le cas où cela serait possible, si ces associations se faisaient suivant les lois de l'association des phénomènes physiologiques, il serait évident que la physiologie serait la base de la médecine, puisque de la connaissance des phénomènes physiologiques et de leurs associations on s'élèverait directement à la connaissance des phénomènes morbides et de leurs associations, c'est-à-dire des maladies. Comme rien ne s'oppose à ce que l'on considère la maladie comme un tout dont les phénomènes morbides seraient les parties, examinons si la supposition est vraie, si les phénomènes morbides s'associent suivant les lois qui président à l'association des phénomènes physiologiques.

Entrons de suite dans le cœur de la question : cela veut dire que les phénomènes morbides sont unis les uns aux autres par les sympathies des diverses parties du corps, et par les métastases mécaniques des produits morbides.

Pour ce qui est des sympathies morbides, personne n'y croit, dans le sens des médecins physiologistes. Pour ce qui est des métastases mécaniques, il n'y a que les médecins qui ignorent absolument ce que veut dire le mot métastase et ce qu'il embrasse, qui puissent l'admettre. Ces deux hypothèses ont été réfutées vingt fois. On ne refait pas ce qui est fait (1). Donc il est impossible de baser la médecine sur la physiologie hypothétique. Mais le principe demeure : on ne peut connaître le mal que par le bien, la maladie que par la santé dont elle est la privation. Du reste, ce que nous voyons dans l'ordre matériel est évident dans l'ordre spirituel. Nous ne connaissons le mal moral qu'autant que nous connaissons le bien. La mesure de l'un est pour nous la mesure de l'autre ; et cela est si vrai, que le paganisme, qui ignorait une foule de vertus, ignorait une foule de vices, et les prenait pour des vertus.

Sans aller si loin, comprenons-nous la santé? en connaissons-nous les lois de manière à déduire de ces lois la nature et les rapports des phénomènes morbides ? Non, évidemment. A quoi donc se borne cette prétention d'expliquer la pathologie par la physiologie? A une utopie et à rien autre chose. Sans doute, *si* nous connaissions parfaitement la physiologie de l'homme parfait, nous en déduirions facilement toute l'histoire des maladies. Mais cette connaissance parfaite est elle-même une chimère. Le principe demeure : on ne peut connaître le mal que par le bien, la pathologie que par la physiologie. Il y a donc ici un hiatus. Faut-il attendre pour commencer la médecine que cet hiatus soit comblé, que la physiologie

(1) L'une des réfutations les plus intéressantes de la médecine basée sur la physiologie est l'introduction que M. Victor Prus a mise en tête de son livre sur l'irritation et la phlegmasie. Paris, 1825.

soit parfaite? et dirons-nous, à notre tour, périsse la médecine plutôt qu'un principe? Non, assurément; mais, en dehors
de la physiologie hypothétique des organiciens et des vitalistes, il existe une physiologie dogmatique, basée sur la connaissance réelle et positive de la nature de l'homme, sur l'u-
nion substantielle de l'âme et du corps. Ici l'homme n'est plus
considéré comme un assemblage d'organes ayant chacun sa
vie propre. Le corps, au contraire, dans son ensemble comme
dans chacune de ses parties, est la matière dont l'âme est la
forme; par conséquent, c'est l'âme qui imprime à cette matière sa configuration, son organisation et ses fonctions.
L'homme est donc une unité réelle, un tout véritable. Or les
états morbides peuvent affecter ce tout, cette unité. En un
mot, l'homme peut présenter diverses dispositions, comme la
santé et la maladie. Ces dispositions ont pour support le corps
lui-même; mais, en vertu de l'union intime de la forme et de
la matière, le composé lui-même est affecté dans la maladie, et
par conséquent c'est l'homme tout entier qui est malade. De
même que les fonctions particulières ne sont que la manifestation particulière de la vie générale, qui est en lui et qui est
lui-même, pour parler plus exactement; de même les phénomènes morbides spéciaux ne sont que des expressions de la
disposition morbide générale qu'il subit. La maladie a donc
pour siége l'homme tout entier, comme composé, bien qu'elle
affecte directement le corps en premier lieu, et que l'âme n'y
participe que par accident, qu'indirectement, en vertu de l'u-
nion intime qu'elle a avec le corps. Telle est la doctrine de
saint Thomas. En nous plaçant à ce point de vue, la maladie
devient aussi distincte des symptômes et des lésions que
l'homme lui-même est distinct de chaque fonction et de chaque organe. Le rapport de la physiologie à la pathologie se
trouve donc nettement résolu. La maladie a pour support
l'*homme tout entier*, le symptôme la *fonction altérée*, et la lésion l'*organe lésé*. Quant aux prédispositions, il est évident
qu'elles affectent l'homme de la même manière et par le même
mécanisme que les dispositions.

De même que la vie générale, dans l'état de santé, ne se connaît que par l'analyse des fonctions et celle des parties du corps humain étudiées en elles-mêmes ainsi que sous leurs différents rapports ; de même la maladie, ou l'homme malade, ne se connaît que par l'étude des troubles survenus dans l'exercice des fonctions et dans l'état des parties, troubles qu'il faut également envisager en eux-mêmes et dans leurs rapports. Or ces dispositions générales, que nous connaissons par l'ordre de succession et d'association de leurs phénomènes, constituent des modes définis, déterminés, immuables, que l'on peut considérer, et par conséquent étudier, comme on étudie tout être qui a son essence propre, manifestée par des caractères constants.

La base de la pathologie, l'essentialité et l'immutabilité des maladies, partant la distinction fondamentale des maladies, des symptômes et des lésions, est sanctionnée par la physiologie dogmatique. La pathologie se trouve donc rattachée et intimement unie à la physiologie en conservant son individualité. Il n'y a de perdu que les hypothèses, qui sont le fléau traditionnel de la médecine.

Maintenant, le rôle réciproque de la pathologie et de la physiologie étant déterminé, le support de la maladie établi, il nous reste à préciser les caractères de la maladie.

Une première question est celle-ci : A quelles catégories d'essences doit-on rattacher les maladies ?

On entend par essence d'une chose ce qui est signifié par la définition de cette chose, *essentia est quod significatur per definitionem* (saint Thomas) ; de telle sorte que l'essence ou la définition sont à peu près équivalentes pour notre esprit. Nous ne connaissons les essences que par leurs caractères, quelles que soient ces essences. Il y en a, en effet, deux catégories :

1° Les essences des êtres concrets ;

2° Les essences des êtres abstraits.

Il suffit de poser ces deux catégories pour déterminer à laquelle se rattachent les essences morbides, les maladies. Celles-ci ne sont que des êtres de raison, des états, des modes, des manières d'être, et non des substances ; par conséquent elles se rangent dans la catégorie des essences des êtres abstraits, des essences nominales ou *logiques*, des essences que nous affirmons et qui n'ont de réalité que dans les malades en particulier.

Par conséquent, en considérant les maladies comme des essences, nous leur conservons leur caractère d'êtres abstraits, et nous n'en faisons point des substances réelles et positives, des entités.

Une autre objection est la suivante : on ne peut point considérer les maladies comme des essences sans faire une hypothèse évidemment fausse, attendu que les maladies, comme tout autre mal, ne sont que des accidents.

A cela nous répondons que par analogie on affirme l'*essence* de l'accident comme de la substance, que par conséquent l'hypothèse est légitime.

Si l'on nous demandait : Les maladies sont-elles des caractères essentiels de la nature humaine? nous dirions sans hésiter : Non, les maladies, par rapport à la nature humaine, ne peuvent être considérées que comme des accidents, quelle que soit la manière dont on envisage cette nature, quelle que soit l'idée qu'on se soit faite sur elle, quelque doctrine que l'on adopte. Que vous compreniez la nature humaine comme un assemblage d'organes et de fonctions, comme l'union d'un organisme et d'une force, ou comme l'union substantielle d'une âme et d'un corps, jamais vous ne trouverez dans ces manières d'envisager la nature humaine l'idée de maladie comme caractère essentiel et fondamental. Un assemblage d'organes et de fonctions peut exister sans maladies, un organisme et une force sont dans le même cas; enfin l'union substantielle d'une âme et d'un corps destinés l'un à l'autre n'entraîne nullement l'idée de maladie comme conséquence logique forcée. On peut sans doute concevoir dans un mixte quelconque un dérangement, un désordre et par conséquent une maladie, mais toujours à titre d'accident. Il est donc parfaitement vrai de dire que les maladies ne sauraient constituer un caractère essentiel et fondamental de la nature humaine, et qu'elles ne sont, par rapport à elle, que des accidents.

Mais si, au lieu d'envisager la nature humaine d'une manière abstraite, nous l'étudions dans sa réalité actuelle, dans le fait, en un mot dans l'espèce humaine, alors les choses sont bien différentes, et nous sommes forcés de répéter ces paroles d'Hippocrate et de Démocrite :

Totus homo ex nativitate morbus est.

L'espèce humaine tout entière n'est que maladie. Par conséquent il faudrait répondre : Les maladies sont un caractère essentiel de l'espèce humaine telle qu'elle est. Qui a pu lire sans en être frappé le passage suivant d'un écrivain célèbre : « N'est-il pas fort extraordinaire, et en même temps bien philosophique, que le nom générique de l'homme, en hébreu, signifie la fièvre ou la douleur. *Enos,* homme, vient par sa racine du verbe *anash,* être dangereusement malade. Dieu n'avait point donné ce nom à notre premier père : il l'appelle simplement Adam, terre rouge ou limon. Ce ne fut qu'après le péché que la postérité d'Adam prit ce nom d'Enos ou d'homme, qui convenait si parfaitement à ses misères, et qui rappelait d'une manière bien éloquente et la faute et le châtiment. » (Chateaubriand, *Génie du christianisme,* liv. III, ch. III.)

Aristote a dit quelque part : « L'homme est un animal politique et religieux ; » il fallait ajouter *et fiévreux.* Je m'étonne que la vérité que je vais dire n'ait point été mise en lumière comme elle le méritait : c'est que, dans le règne animal tout entier, l'homme seul est sujet à une classe de maladies qu'on appelle les fièvres ; de telle sorte que les maladies de l'homme forment pour lui un caractère zoologique de quelque importance. En effet, toutes les races humaines, sans exception, sont sujettes aux fièvres éphémère, typhoïde, intermittente, à la scarlatine, à la rougeole, à la variole ; tandis qu'aucune espèce animale, quelle qu'elle soit, n'a jamais présenté un seul cas de ces maladies. Je sais bien qu'on m'objectera un certain âne après la mort duquel on trouva des intestins ulcérés, et qu'on accusa d'avoir eu la fièvre typhoïde ; je sais encore l'histoire du lion qui inventa le traitement de la fièvre intermittente par le quinquina, en coupant sa fièvre par l'usage de l'eau d'un marais dans lequel maçéraient des débris de cinchonas; je sais bien qu'il existe encore deux ou trois histoires analogues. Mais c'est précisément ce qui atteste la vérité de ce que j'ai avancé, puisque la science ne possède que des anecdotes au lieu d'observations. Ceux qui connaissent les nombreuses tentatives faites par de grands observateurs pour inoculer aux animaux celles de ces fièvres qui sont contagieuses, et qui savent que les résultats ont toujours été infructueux; ceux qui ont vu au milieu des marais Pontins ces nombreux troupeaux bondir, paître et passer leur vie dans ce qui, pour l'homme, est un foyer pestilentiel, qu'il ne traverse que rapidement et en tremblant; ceux enfin qui ne prennent pas une erreur de diagnostic pour une découverte, ceux-là savent tous que les animaux ne sont point sujets aux fièvres essentielles. Tel est l'avis de tous les agronomes, de tous les vétérinaires, et ce sont des juges compétents.

Combien d'autres maladies qui ne s'observent que sur l'homme! Il est vrai qu'il y a des maladies communes à plusieurs espèces, des maladies transmissibles d'une espèce à une autre; mais cela ne détruit et n'altère en rien ce fait: que l'homme a une somme de maladies qui lui sont propres et auxquelles en même temps toutes les races humaines sont sujettes. Les maladies peuvent donc être à bon droit considérées comme un caractère zoologique de l'espèce humaine. C'est plus qu'il n'en fallait pour établir que les maladies sont des caractères essentiels de l'espèce humaine, bien qu'elles ne soient que des accidents par rapport à notre nature. Il y a, en effet, entre la nature humaine et l'espèce humaine telle qu'elle est, la différence qui existe entre Adam et Énos.

Cela nous explique pourquoi les maladies sont inégalement réparties entre les divers individus de la famille humaine, pourquoi les uns sont presque toujours malades, tandis que d'autres passent une grande partie de leur vie sans payer ce fatal tribut. Les maladies ne sont point inhérentes à la nature humaine, et, par conséquent, elles ne peuvent saisir l'individu que par accident; mais, attachées à l'espèce comme caractère essentiel, elles le saisiront fatalement. Il en est des maladies comme des défauts de l'intelligence : nous en avons tous, mais nous n'avons pas les mêmes. Chacun de nous a un sophisme qui le poursuit sans cesse, comme chacun de nous a sa maladie ou ses maladies propres. Tout le monde sait qu'il y a des maladies de famille qui se transmettent de génération en génération et auxquelles les membres de ces familles échappent difficilement. On est, en un mot, disposé à certaines maladies, tandis qu'on est en général à peu près exempt des autres, ou du moins de certaines autres. Ce sont là des choses vulgaires en médecine. Le profond Stahl avait été frappé du grand nombre dès maladies qui affligent l'espèce humaine et du petit nombre de maladies que présente chaque homme en particulier, surtout, ajoute-t-il, lorsqu'on ne prend pas les attaques successives d'une même maladie pour des maladies différentes les unes des autres.

A ce point de vue, on comprend encore la large part d'influence laissée aux circonstances extérieures dans le développement des maladies, et comment la permanence de ces circonstances se manifeste par des maladies propres à certaines contrées, à certaines époques, à certaines professions, à certaines habitudes, etc.

Ainsi l'inégale répartition des maladies entre les divers membres de la famille humaine n'est point une chose étonnante pour qui se fait une juste idée de la nature et de l'espèce de l'homme. Mais, ce que je ne saurais trop faire remarquer en même temps, c'est l'immutabilité de ces mêmes maladies qui, rares ou fréquentes, nouvelles ou anciennes, propres ou non à tous les climats ou à certains climats, sont ce qu'elles sont, tant qu'elles sont. Quand bien même certaines maladies auraient disparu comme ont disparu de la surface du globe tant d'espèces animales, cela ne prouverait point encore contre leur immutabilité. Celle-ci consiste non pas à être toujours, mais à être toujours ce qu'on est, tant que l'on dure, tant que l'on existe, à quelque titre que l'on existe, soit comme substance, soit comme accident.

DE L'ESSENCE DES MALADIES.

L'essence d'une maladie, c'est son nom ; le reste est de l'extravagance, si on la définit autrement que par ses caractères. Toutes ces prétendues définitions de la nature intime de la maladie ou des maladies que chaque auteur nous présente avec la douce satisfaction d'avoir enfin pénétré le mystère, nous montrent seulement par quel côté la médecine est inférieure à toutes les autres sciences, non en elle-même, mais par la faute de ceux qui la cultivent ou qui l'enseignent. Et qu'on ne croie pas que nous exceptions les définitions ou les explications *vitalistes* de la nature des maladies comme moins absurdes que les autres ; ce que nous disons est absolu. Il n'existe et ne peut exister une explication de la nature intime des maladies en général ou d'une maladie en particulier, qui ne soit une aberration intellectuelle. Tout le monde parle de l'absurdité des systèmes en médecine, tout le monde les énumère avec dédain. Or qu'est-ce qu'un système en médecine, si ce n'est l'explication de la nature intime d'une ou de plusieurs maladies, avec les conséquences logiques de l'explication ? Comment donc les systèmes seraient-ils absurdes et les explications raisonnables, si les systèmes et les explications sont une seule et même chose ? On ne saurait trop le répéter : En médecine on doit exposer les maladies sans chercher à les expliquer. A cela on répond que les explications sont un besoin de l'esprit humain, qu'il lui faut un superflu, un luxe scientifique, pour qu'il soit complétement satisfait. Je concevrais cette objection si elle était vraie ; mais, ainsi que je le disais en commençant, c'est en médecine seulement que ce besoin se fait sentir. Dans les autres sciences on ne l'éprouve point. Je n'ai jamais entendu un chimiste parler de la nature intime de l'oxygène, ni un mécanicien chercher celle de la force, ni un physicien poursuivre celle du calorique ou de l'électricité. Il n'y a que les tout petits enfants qui s'inquiètent de la nature intime des choses, comme les médecins s'occupent de la nature intime des maladies. Ce sont là des défauts dont l'âge et l'expérience nous corrigent, ce ne sont point des besoins de l'esprit humain. Qu'on se trompe, passe encore, mais qu'on ait besoin de se tromper dans une science comme la médecine, cela n'a plus de nom. J'affirme donc que les maladies sont des essences, que l'essence des maladies n'est autre chose que leur nom, et qu'on ne peut aller plus loin sans absurdité. Telle est, en effet, la nature de l'esprit humain, qu'il ne peut s'élever au delà de la connaissance des faits et de leurs causes ; or l'esprit humain ne change pas quand il s'agit de médecine.

Donc, lorsque nous sommes arrivés à affirmer que les maladies sont des essences, nous avons implicitement fixé le terrain de nos investigations et de nos connaissances, au lieu de produire une de ces affirmations banales qui s'appliquent à tout parce qu'elles ne s'appliquent à rien. Nous avons donc posé à la fois un principe et une méthode, c'est-à-dire les bases indispensables de toute science. Toutefois la seconde proposition mérite quelques éclaircissements.

« Les mots, dit le comte de Maistre, ne sont point faits pour exprimer ou définir les choses, mais seulement les idées que nous en avons ; autrement nous ne pourrions parler. Les modernes, que je contredis ici de front, voudraient-ils par hasard condamner l'espèce humaine au silence jusqu'à ce que les essences lui soient connues ? Nous connaissons tous les objets de notre cercle comme et autant que nous devons les connaître. La perfectibilité humaine vient-elle, en se déployant suivant des lois cachées, à nous faire présent d'idées nouvelles : tout de suite des mots nouveaux se présentent pour les exprimer ; ou bien des mots déjà reçus revêtent, sans qu'on puisse dire comment, des acceptions nouvelles.

« Mais ces derniers mots sont les plus légitimes, parce qu'ils sont plus naturels. La règle suivante ne souffre pas d'exception : Plus les mots sont étrangers à toute délibération humaine, et plus ils sont vrais. La proposition inverse n'est pas moins certaine.

. . . .

« De tout ce qui a été dit sur les définitions, il résulte à l'évidence que les essences sont indéfinissables, c'est-à-dire inconnaissables par voie de définition ; car, pour expliquer de cette manière ce qu'elles sont, il faudrait pouvoir les mettre en équation. Or, une essence ne pouvant être comparée qu'à elle-même, il demeure démontré qu'elle ne peut être connue en essence que par intuition, ou, ce qui revient au même, par son nom.

« L'homme, en se fatiguant toute sa vie à dire : *qu'est-ce que cela ?* et *comment s'appelle cela ?* et *que veut dire cela ?* est un grand spectacle pour lui-même s'il veut ouvrir les yeux. Tous ses élans naturels tenant à la vérité, il ne cesse de chercher des noms vrais ; il a le sentiment d'une langue antérieure à Babel et même à Éden.

« Dieu lui-même n'a-t-il pas dit : « Je m'appelle moi, c'est-« à-dire Je suis ; » et l'existence créée, en cela surtout semblable à lui, a-t-elle un autre nom et peut-elle se définir autrement ? De là l'antique théorie des *noms*, lesquels, exprimant les essences et n'ayant par conséquent rien d'arbitraire, étaient dans cette supposition les seules définitions qu'on peut donner des êtres.

« Car c'est absolument la même chose de demander la *définition*, l'*essence* ou le *nom* d'une chose. »

Je continue :

D'après ce qui précède, il est donc évident que nous ne pouvons connaître la nature intime, l'essence même des maladies, et que celles-ci doivent être définies seulement par leurs caractères propres, ce qui permet du reste de les classer par genres et par espèces, comme on fait pour tous les objets en histoire naturelle. D'après cela nous pouvons répondre immédiatement à cette question : Qu'est-ce que la maladie ?

1° La maladie est un état, une disposition de l'homme ou d'un être vivant ;

2° Cet état est contre nature ;

3° Cet état contre nature est distinct et indépendant de tout autre état analogue ;

4° Cet état contre nature se manifeste par un ensemble de phénomènes qui lui sont propres ;

5° Cet ensemble de phénomènes est soumis, dans son développement successif, à une évolution déterminée.

Tels sont les caractères qui appartiennent aux maladies en général et à chaque maladie en particulier. Peu importe que cette définition soit exprimée en une seule proposition ou en une série de propositions : la forme ne fait rien au fond. Nous allons revenir sur chacun de ces caractères pour en fixer le sens et la valeur. Comme la définition qui précède est purement historique ou descriptive, nous ne ferons que développer la description abrégée que nous avons déjà présentée.

PREMIÈRE PROPOSITION. — *Toute maladie est un état de l'homme.*

Ne semble-t-il pas, au premier coup d'œil, que cette proposition soit tellement vraie qu'elle échappe à toute contestation? Il n'en est pourtant point ainsi. Demandez à un médecin si une maladie est une substance ou un mode, il n'hésitera point à répondre que toute maladie est un être abstrait, un mode, un état, une manière d'être ; ouvrez ensuite le premier livre que vous rencontrerez, demandez-lui ce que c'est qu'un virus, et vous lirez qu'un virus est une substance contenant en elle une maladie comme le gland contient le chêne ; que c'est absolument l'analogue d'une substance végétale. La maladie, à ce point de vue, serait donc un être concret, une substance positive ; par conséquent, après avoir affirmé en principe que toute maladie est un état, un mode, on arrive à considérer certaines maladies comme des êtres substantiels, par une contradiction évidente : comme d'ailleurs une même maladie peut être alternativement contagieuse et non contagieuse, c'est-à-dire virulente et non virulente, il arriverait que la même maladie pourrait être tantôt une substance et tantôt un mode. Les absurdités fourmillent lorsqu'on examine de près cette erreur ; il faut donc nécessairement rappeler ce premier caractère, ce fait capital, que toute maladie est un *état* de l'homme. Mais pourquoi ajouter : *de l'homme ou d'un être vivant ?* Le voici : Certains auteurs ont admis une classe de maladies mentales dans lesquelles l'âme est directement affectée. Cette confusion, qui a la prétention d'être spiritualiste et qui repose sur l'ignorance de la nature de l'âme, nécessite la mention du suppositum de la maladie.

Pour quelques médecins enfin, dire que les maladies sont des états, des dispositions, c'est donner à la médecine une tendance matérialiste ou organicienne. Pour être vitaliste ou spiritualiste, suivant eux, il faudrait dire que la maladie est une réaction, un effort, une lutte, en un mot une fonction. Le mot état, disent-ils, *sent le cadavre*. Passons outre.

Deuxième proposition. — *Cet état est contre nature.*

La maladie est le contraire de la santé : celle-ci étant considérée comme l'état naturel, l'état contraire est appelé contre nature.

Comme il est nécessaire d'éviter les équivoques, nous ajouterons que les maladies ne sont contre nature que par rapport à la santé, que du reste elles sont de l'ordre naturel. Jamais d'ailleurs *contre nature* n'a voulu dire *surnaturel.*

Troisième proposition. — *Cet état contre nature de l'homme est distinct et indépendant de tout autre état analogue.*

Considérer chaque maladie comme une unité, c'est affirmer l'identité de nature de chaque maladie particulière dans les divers individus qu'elle affecte; c'est de plus affirmer que cette maladie ne peut être divisée en plusieurs autres maladies; c'est donc faire de chaque maladie une *espèce*, puisque l'espèce « est une nature semblable dans plusieurs individus, connue par les propriétés génériques et différentielles qui la caractérisent; et dépouillée par abstraction des propriétés individuelles qui distinguent un individu d'un autre individu. » Ces dernières lignes choqueront ceux qui croient qu'en réduisant les maladies en genres et en espèces, on prive le médecin de la connaissance des cas particuliers, des différences individuelles des malades. Mais rien n'empêche de tenir compte de l'individu lorsqu'on possède la connaissance de l'espèce, tandis qu'il est impossible de connaître ou d'observer l'individu si l'on n'en connaît l'espèce d'une manière précise.

« Je soutiens d'abord, dit Galien, que celui qui ne sait pas par méthode le nombre des maladies, bronchera dès le premier pas qu'il fera dans la pratique ; car, comme il y a autant de méthodes curatives qu'il y a d'espèces de maladies, il n'y a que ceux qui ont un véritable esprit de méthode qui sachent, dans l'énumération qu'ils donnent des maladies, ne point s'arrêter aux propriétés individuelles, ce qui en établirait une infinité, ni s'arrêter aux premiers genres qu'ils rencontrent. » (Sauvages, *Disc. préliminaire de la nosologie.*)

L'unité entraîne à sa suite l'indivisibilité en soi, ainsi que la distinction et l'indépendance de tout autre état analogue pour chaque maladie. Il est tout simple qu'une maladie soit indivisible, puisque alors ce ne serait plus une maladie, mais plusieurs maladies. Il est également impossible qu'elle ne soit pas indépendante et distincte de toute autre maladie, parce que alors elle ferait partie de cette autre maladie et n'aurait point d'existence propre.

Quatrième proposition. — *Cet état contre nature se caractérise par un ensemble de phénomènes qui lui sont propres.*

La plupart des maladies présentent à notre observation un certain nombre d'affections, d'autres n'en offrent qu'une seule. Quoi qu'il en soit, ces affections sont simples ou complexes. Les affections simples sont les symptômes et les lésions isolés ; les affections complexes présentent soit la réunion de plusieurs symptômes, et les anciens les appelaient syndrômes, soit la réunion d'une lésion et d'un ou de plusieurs symptômes, et les organiciens en général confondent ces dernières avec les maladies dont elles sont l'expression.

Or, nous avons dit que chaque maladie était caractérisée par l'ensemble de ses phénomènes : c'est une vérité vulgaire en médecine et en sémécotique particulièrement. Chaque phénomène, pris en particulier, n'est point le signe de la maladie ; celui-ci résulte de leur concours. En voici la raison : c'est qu'un grand nombre d'affections sont communes à plusieurs maladies ; partant chaque affection ne répond point à

une maladie différente. De là le conseil pratique de juger les
maladies par l'ensemble ou le concours des affections qu'elles
présentent, et non par une seule d'entre elles : conseil fort ju-
dicieux qui réduit au ridicule l'hémomancie, l'uromancie et
la stéthomancie, c'est-à-dire l'abus de certaines méthodes séméiotiques. Cependant ces pratiques vicieuses, parce qu'elles
sont exclusives, reposent sur une vérité théorique. En effet,
chacune des affections communes à plusieurs maladies revêt
une physionomie différente suivant l'espèce de maladie dans
laquelle on l'observe ; or, cela est également vrai des symptômes, des lésions et des affections complexes. Oui, une étude
attentive conduit à reconnaître que les maladies ne se caractérisent pas seulement par l'ensemble de leurs phénomènes,
mais par chacun d'eux en particulier. Disons-le immédiatement, cela ne nuit en rien au précepte de juger les maladies
par l'ensemble des phénomènes plutôt que par les nuances
d'un phénomène isolé. Ce précepte ne reçoit aucune atteinte,
il sera toujours la ligne droite en diagnostic comme en pronostic ; seulement il faut savoir qu'il existe une voie latérale
qui peut être d'une grande utilité, lorsque la première est insuffisante, ce qui n'est pas rare au début des maladies.

Il y a un écueil à éviter, lorsque l'on étudie les différences
des maladies dans les affections que chacune d'elles présente,
et qui consiste à prendre la *différence* pour la *nature* même
de la maladie, c'est-à-dire à faire de l'affection la maladie
elle-même. J'insiste d'autant plus sur la nécessité d'éviter
cette erreur que tous les institutaires depuis Boerhaave l'ont
commise, ce qui a entraîné les médecins dans des discussions
absurdes. Je vais choisir un exemple pour bien fixer cette
pensée.

L'affection intestinale de la maladie, que nous appelons à
tort ou à raison fièvre typhoïde, est la *différence* de cette maladie et de toutes celles qu'on peut lui comparer ; mais cette
affection intestinale n'est pas plus la *nature* de la maladie que
ne le sont soit le mouvement fébrile, soit la bronchite, soit la
fluxion cérébrale, soit l'altération du sang, soit les taches len-

ticulaires, soit le gonflement de la rate, qu'on observe dans la fièvre typhoïde.

Cette confusion de l'essence et de la différence est aujourd'hui une erreur universelle. C'est sur ce sophisme que repose la doctrine des éléments de l'école de Montpellier et la doctrine de la localisation des maladies de l'école de Paris, l'enseignement tout entier !

Galien disait : « *Cœtarem nemo tam rudis fuit ut differentias morborum ipsos esse morbos putaret, ac remediorum indicationem ab iis sumeret, substantiâ ipsâ prætermissâ (Meth. med.)* » Aujourd'hui il faudrait traduire *nemo* par tout le monde. En voici la preuve. Il y a une maladie fréquente, grave, parfaitement distincte, que l'on appelle pneumonie, en médecine, que les gens du monde appellent fluxion de poitrine. Adressez à qui que ce soit cette question : qu'est-ce que la pneumonie? Qu'est-ce qui constitue la pneumonie? Quelle est la nature de la pneumonie? Vous obtiendrez une seule et même réponse : c'est l'inflammation du poumon.

Ce que je dis est si vrai, que chacun sera choqué en me voyant choqué de cette réponse. C'est dans cette intention que j'ai choisi mon exemple. L'inflammation du poumon n'est qu'un phénomène de la maladie appelée *pneumonie*, si important que soit ce phénomène. D'ailleurs il n'explique point les autres symptômes, ni les autres lésions.

La différence est un phénomène ou un ensemble de phénomènes caractéristiques qui ne conviennent qu'à une seule espèce et la distinguent de toutes les autres ; mais ce n'est là ni l'espèce ni l'essence elles-mêmes. — *Constat definitio, sicuti species, a genere ad differentiam proximam.*

Donc il ne faut pas oublier le genre ni son rapport avec l'espèce ou l'essence.

Cinquième proposition. — *Cet ensemble de phénomènes est soumis à une évolution déterminée, dans son développement successif.*

Cette vérité est un des fondements de la pathologie ; la langue médicale en fait foi. Que seraient les prodromes, le début, l'augment, l'état, la déclinaison et la terminaison des maladies, si on ne leur connaissait une marche régulière ? Que signifieraient les types continu, intermittent, périodique, sans la même condition ? S'il peut y avoir discussion, ce n'est point sur cet ordre de faits trop facile à vérifier. Ce qui a soulevé l'opposition des médecins, c'est la division de la marche de toute maladie en trois périodes de crudité, de coction et de crise. C'est là une erreur des hippocratistes ; le fait d'une évolution régulière n'en reste pas moins acquis à la science.

Affirmer que toutes les maladies suivent une seule et même marche, que les jours décisifs sont les mêmes pour toutes, c'est soutenir une erreur et se placer volontairement à coté de la vérité. En effet, suivez les phases de chaque maladie, et vous ne tarderez pas à reconnaître que chacune d'elles à sa marche propre, ses périodes, ses jours décisifs, surtout si pour chaque maladie vous avez soin de préciser les formes, les variétés ou les degrés, le génie épidémique et les idiosyncrasies. Du reste il ne faut pas chercher dans ces évolutions régulières la régularité mathématique des révolutions des astres. Il faut en pathologie constater la régularité propre à l'ordre pathologique, sous peine de voir un désordre absolu là où règne un certain ordre, bien déterminé pour ceux qui savent regarder en médecins, non en géomètres.

Mais on ne doit pas borner l'étude des évolutions à l'ensemble de la maladie ; chaque phénomène mérite, sous ce rapport, une attention spéciale. De nos jours, et ce sera là un des plus beaux titres de l'école de Paris, les découvertes les plus précieuses n'ont pas eu d'autres sources : c'est en effet en étudiant l'évolution des tubercules pulmonaires que Laënnec a fixé l'histoire de la phthisie ; c'est en suivant les évolutions des fièvres que Broussais a fait des diverses fièvres admises par Pinel des périodes successives d'une même maladie, et ouvert à la pyrétologie une ère toute nouvelle. Qu'a fait M. Ricord à la suite de Hunter pour la syphilis ? Qu'a-t-on fait pour les difformités ? Rien qu'une étude plus sérieuse de l'évolution des diverses affections morbides. Nous ne croyons pas donner un conseil téméraire en indiquant cette voie comme une des plus fécondes en utiles résultats. Que de symptômes, que de lésions, en apparence semblables, présen-tent de grandes différences quand on les envisage à ce point de vue ! Une première distinction en amène d'autres ; or la science vit de distinctions. D'ailleurs il ne saurait y avoir de témérité à signaler une voie qui n'est pas nouvelle, puisque l'expérience en a déjà sanctionné la valeur.

RÉSUMÉ.

En tenant compte de tout ce qui précède, nous sommes conduits à ce résultat que, toute maladie est, pour l'être vivant qui en est affecté, un état contre nature, indivisible, distinct et indépendant de tout autre état analogue, caractérisé par un ensemble de phénomènes qui lui sont propres, et qui suivent des évolutions déterminées, dans leur développement successif.

Un corollaire naturel de cette proposition, c'est que toute maladie est essentielle, puisque si elle ne l'était pas ce ne serait point une maladie, mais une affection, un symptôme, une lésion dépendant d'une ou de plusieurs maladies essentielles. Voilà pourquoi nous adoptons la dénomination de maladies essentielles de préférence à celle de maladies idiopathiques, cette dernière entraînant l'opposition de maladies symptoma-tiques ; or, pour nous, il n'y a point de maladies symptoma-tiques, toutes les maladies étant distinctes, définies, indépen-dantes les unes des autres ; chaque maladie, en un mot, ayant son essence propre.

On pourra nous reprocher d'employer le mot essentiel dans un sens nouveau, en nous opposant que Cullen et Pinel appelaient essentielles certaines maladies sans lésions apprécia-bles ou constantes. Nous répondrons encore qu'une erreur de langage si évidente, qui consiste à traduire essentiel par sans lésion, et qui a entraîné des erreurs de fait on ne peut plus graves, qui contredit à la fois la science et le bon sens, ne sau-rait être trop tôt oubliée. Nous donnons au mot essentiel un sens rigoureux, qui en est le sens légitime, si l'on veut que ce mot ait un sens.

On a cru pouvoir s'élever plus haut, et concevoir chaque maladie intuitivement ; on a cru que l'esprit, par un phénomène d'intuition, pouvait saisir dans une claire vue l'idée de la maladie dont la bouche prononce le nom. Ce serait là le plus haut degré de la connaissance auquel il nous serait permis de nous élever, de lire d'un seul coup d'œil toute l'histoire d'une maladie. Mais cette connaissance intuitive de l'ensemble, de l'unité, ne peut s'exprimer synthétiquement que par le nom même de la maladie, et analytiquement que par la description successive de ses phénomènes.

La dénomination d'essentielles répond donc à la connaissance logique, à la connaissance historique ou descriptive des maladies. Par conséquent, en disant que les maladies sont essentielles, ou que chaque maladie est essentielle, nous affirmons par un seul mot tout ce que nous avons dit précédemment en donnant les caractères constitutifs de toute maladie.

Enfin nous avons dit que les maladies étaient des êtres abstraits, des modes, des états ; par conséquent, la première question à se poser est la suivante : Comment doit-on étudier les modes, les états, en un mot les êtres abstraits ? La réponse n'est pas longue. Il faut les étudier absolument comme les êtres concrets. En genre de connaissance, les modes ne diffèrent en rien des substances, puisque nous connaissons les uns aussi bien que les autres, et de la même manière. Les physiciens ne savent-ils pas, lorsqu'ils traitent du calorique, de l'électricité, du mouvement, de leurs phénomènes et de leurs lois, qu'ils étudient des modes et non des substances ? Cependant ils procèdent comme s'il s'agissait d'êtres concrets ; nous devons faire de même. Par conséquent on peut procéder à l'égard des maladies essentielles comme on procède à l'égard des espèces végétales, en botanique, et des espèces animales, en zoologie.

CONCLUSION.

Dans les chapitres qui précèdent, nous avons fait à la fois une exposition, une apologie et une critique. Or, qu'avons-nous exposé, qu'avons-nous loué, qu'avons-nous critiqué ?

Il existe une vérité médicale traditionnelle, qui n'appartient à personne et qui éclaire tout le monde, soit qu'ils le sachent, soit qu'ils l'ignorent. Cette vérité médicale, immuable de sa nature, nous avons cherché à la formuler et à la démontrer en elle-même, c'est-à-dire indépendamment de ses applications. Voilà pourquoi cette partie est consacrée tout entière à l'exposition du principe de l'essentialité des maladies.

Ce principe est la base de la pathologie, comme l'essentialité ou l'immutabilité des *idées* est la base de la philosophie, comme l'immutabilité ou l'essentialité des *espèces* est la base de l'histoire naturelle, comme l'immutabilité des éléments est la base de la chimie, comme l'essentialité ou l'immutabilité des figures est la base de la géométrie.

L'idée de l'essentialité des maladies n'est donc point une de ces conceptions arbitraires qu'on décore pompeusement du nom de nouvelle doctrine, parce qu'elles ne sont, en général, que la rénovation de quelque vieille erreur ; c'est l'idée scientifique par excellence, puisque toute science humaine repose sur l'essentialité ou l'immutabilité des lois de la nature. Or c'est une loi de la nature que l'homme soit malade, et qu'il le soit suivant des modes déterminés. En effet, si la maladie est une peine, il est de toute justice que cette peine soit définie, limitée, précisée. On ne comprendrait pas une sanction vague, capricieuse et arbitraire dans ses effets ; et, quel que soit le point de vue auquel on se place pour considérer le tableau de ces misères, on ne saurait méconnaître l'ordre dans le désordre : car à côté de cette loi qui condamne l'homme à la maladie, il est une autre loi plus fondamentale : c'est que l'espèce humaine, malgré tous les fléaux qui l'environnent, traverse, en se propageant, les temps marqués pour sa durée.

Étrange fatalité ! Tandis que toutes les sciences respectent leur principe, la médecine lutte sans cesse contre le sien. Irritée par l'impatience de ceux qui souffrent, elle voudrait réduire toutes les têtes de l'hydre à une seule pour en finir avec elles par un grand coup. Mais toutes ces tentatives généreuses, quant au sentiment qui les fait naître, n'aboutissent qu'à l'impuissance et au scepticisme. On n'écoute plus aujourd'hui les hommes qui poursuivent la quadrature du cercle, on écoute toujours ceux qui cherchent la cause physiologique des maladies.

En attaquant la prétention de baser la médecine sur la physiologie hypothétique, nous avons indiqué la source de nos plus graves et de nos plus fréquentes erreurs. Nous devions restituer à la médecine pratique son individualité scientifique, en lui rendant un principe en vertu duquel elle est ce qu'elle est, et ne saurait être autre chose. En vain les médecins chercheront une base dans la philosophie, dans les méthodes logiques ; en vain ils demanderont à toutes les sciences des lumières nouvelles, tout sera vain, tout sera superflu, si toutes ces richesses étrangères ne sont mises au service du principe traditionnel de l'essentialité des maladies, en dehors duquel on tombe fatalement dans les extravagances et les utopies.

Depuis que Stalh a tracé les caractères des êtres vivants, il serait insensé de suivre une autre méthode, quand on veut les étudier, les définir et les classer. Nous avons suivi pour les maladies une méthode semblable ; il faut connaître chacun de ces états par ses caractères réels et positifs, comme nous l'avons fait pour la maladie en général, et renoncer aux vaines hypothèses d'une physiologie mal entendue.

QUATRIÈME PARTIE

PATHOLOGIE GÉNÉRALE.

DU RATIONALISME SENSUALISTE EN MÉDECINE.

« A force de dire qu'elle se bornait à l'exacte observation
des faits, l'école qui, dans les temps modernes, se rattache à
Bacon, a fini par se persuader qu'elle était véritablement
affranchie de toute idée préconçue, de tout préjugé, et par là
elle entendait jusqu'aux notions *à priori* elles-mêmes, qui sont
comme la constitution naturelle de l'esprit humain.

« L'expérience pure n'en est pas moins une chimère. A
quelque recherche que l'homme se livre, quelque observation
qu'il veuille tenter, il lui est tout à fait impossible de se réduire
intellectuellement à cet état de table rase qui est la prétention
du *sensualisme*. Il porte toujours dans son fond un certain
nombre de principes ou de lois dont il use incessamment,
qu'il le sache ou qu'il l'ignore, pour apercevoir, connaître et
définir le moindre fait. » (Roux-Lavergne, *De la Philosophie
de l'histoire.*)

Cette observation de notre ami s'applique très-exactement
aux médecins qui prétendent baser la médecine sur l'observation pure, c'est-à-dire dégagée de toute idée préconçue, et
qui pour cela prennent le titre d'*observateurs*. Ce sont les
rationnalistes empiriques ou les sensualistes, en médecine.

Le chef actuel de cette école est l'honorable professeur Chomel : pour établir cette prétendue doctrine, il a publié un traité de Pathologie générale, que la jeunesse médicale a depuis trente ans entre les mains, et qui se termine par ces mots : « Notre mission, nous ne craignons pas de le redire, a été de bien fixer les limites de notre sujet, de chercher à les atteindre sans les dépasser, et de présenter, sur une matière essentiellement abstraite, une doctrine exempte de théories, et fondée uniquement sur les faits et leurs conséquences immédiates et rigoureuses. »

La méthode sensualiste est ici nettement posée : présenter une doctrine exempte de *théories*, c'est-à-dire en dehors de toute idée générale, et s'arrêter aux conséquences *immédiates* des faits ; c'est-à-dire pousser le sensualisme plus loin que les sensualistes ne le poussent eux-mêmes, car ceux-ci ont la prétention de mener l'induction aussi loin que l'analyse leur permet de le faire : telle est la mission que M. Chomel s'est donnée. L'honorable professeur entend sans doute par absence de *théories* le soin qu'il a pris de ne baser la médecine sur aucune *hypothèse* physiologique. Mais vaut-il mieux la faire reposer sur l'hypothèse philosophique du sensualisme? Je ne le pense pas. D'ailleurs la prétention de M. Chomel est absolument chimérique. Toute doctrine pathologique répond à une doctrine physiologique, qui répond elle-même à une doctrine métaphysique ; par conséquent, on ne doit se proposer d'exclure ni la philosophie ni la physiologie de l'art médical, considéré ou étudié dans ses principes ; mais il faut éviter la fausse philosophie, qui engendre la fausse physiologie, qui produit les fausses doctrines médicales. Vouloir se soustraire à une doctrine supérieure, c'est tenter l'impossible ; c'est établir l'art médical sur une fiction, ou bien s'exposer à confondre, sans ordre ni méthode, toutes les doctrines philosophiques et physiologiques pour arriver à un syncrétisme médical, qui ne représente que cette confusion d'idées. L'honorable professeur a-t-il évité ces deux écueils? La suite de ce travail nous l'apprendra.

Nous avons dit que le prétendu affranchissement de toute

théorie était une illusion des sensualistes, ou une tactique
pour dissimuler aux yeux de la jeunesse les hypothèses sur
lesquelles ils bâtissent des romans qu'ils donnent comme la
conséquence rigoureuse et immédiate des faits, comme l'induction légitime d'observations exactes. Que ce soit tactique
ou illusion, personne ne fait, ne se permet autant d'hypothèses
que les sensualistes en médecine.

M. Chomel, dont nous allons examiner la doctrine, parce
qu'elle comprend la pathologie générale et la constitution de
la médecine, et de plus parce que les hautes qualités de l'honorable professeur ont donné une grande importance à son
ouvrage, M. Chomel, dis-je, débute ainsi :

« J'ai traité de la maladie en général comme je traiterais
d'une maladie en particulier, si je me proposais d'en tracer
l'histoire la plus complète possible. La définition de la maladie
en général et la manière de définir chaque maladie en particulier, la nomenclature, le siége, les causes, les phénomènes
précurseurs des maladies, leurs symptômes, leur marche,
leur durée, leurs divers modes de terminaison, la convales-
cence, les phénomènes consécutifs, les rechutes et les réci-
dives, la distinction des genres, des espèces et des variétés
pathologiques, les complications, le diagnostic, le pronostic,
les altérations anatomiques, le traitement, la nature intime
des maladies, leur classification, l'examen des principaux
ouvrages publiés sur la pathologie générale, forment la matière
d'autant de chapitres. Je m'étais imposé pour règle, dans la
première édition de cet ouvrage, de m'abstenir de toute idée
systématique et de me renfermer strictement dans l'expression des faits et de leurs conséquences rigoureuses. Je n'ose
pas me flatter d'avoir atteint complétement ce but, mais peut-
être m'est-il permis de croire que j'en ai beaucoup approché.»
(Chomel, *Traité de Path. gén.*, av.-prop.)

M. Chomel s'est fait illusion à lui-même. S'il eût dit : « En
principe, j'admets que toutes les maladies se ressemblent
tellement qu'elles ne sont toutes, en réalité, que les variétés
d'une même *forme;* car, ainsi qu'on le répète souvent, *una
semper et eadem est morborum forma;* » s'il eût tenu ce langage

il aurait cru faire une *théorie*. Il a dit la même chose en d'autres termes qui supposent la même idée : *J'ai traité de la maladie en général comme je traiterais d'une maladie en particulier ;* donc toutes les maladies particulières se décrivent d'une seule et même manière aux yeux de notre auteur. N'est-ce pas l'idée de l'unité absolue de la forme morbide ? Voilà donc une théorie et une théorie capitale, dès le début de l'ouvrage, dans l'avant-propos. Cette théorie est si importante, qu'à nos yeux elle domine toute la pathologie et toute la thérapeutique même. N'y a-t-il, en réalité, qu'une maladie absolue dont chaque état morbide ne soit qu'une variété, qu'une manifestation? ou bien la maladie en général n'est-elle qu'un genre supérieur, comprenant autant d'espèces qu'il y a de maladies particulières? Tel est le problème qu'il fallait discuter.

L'unité absolue des maladies est la base du système médical d'Hippocrate. L'auteur hippocratique du *Traité des maladies des jeunes filles* en fait foi, comme nous l'avons vu à propos de l'essentialité des maladies.

La doctrine d'Hippocrate n'est que le développement de cette pensée, de ce principe de l'unité absolue des maladies. On en pourra juger par l'exposition qu'en a faite M. Littré, à propos du livre de l'*Ancienne médecine* ou de la tradition en médecine, ce qui est plus exact :

« Maintenant, quelle est l'idée dernière de cette doctrine ? C'est que la maladie, indépendamment de l'organe qu'elle affecte et de la forme qu'elle revêt, est quelque chose qui a sa marche, son développement, sa terminaison. Dans ce système, ce que les maladies ont de commun est plus important à considérer que ce qu'elles ont de particulier ; et ce sont ces portions communes qu'il faut étudier et qui constituent le fondement de la prognose. On peut encore l'exposer autrement : la prognose est, si je puis m'exprimer ainsi, le diagnostic de l'état général, diagnostic dans lequel le médecin ne tient qu'un compte très-secondaire de l'organe malade, ou, pour me servir du langage d'Hippocrate, *du nom de la maladie*. Dans la prognose, ce que nous appelons diagnostic et ce que nous

appelons pronostic se trouvent confondus et réunis; et cette
réunion provient de ce que le médecin de l'école de Cos,
attaché surtout à reconnaître l'état général du malade, dia-
gnostique, il est vrai, une certaine condition actuelle, mais
prévoit en même temps, d'après les règles de son art, une
certaine marche du mal, et même en apprécie, dans le passé,
quelques circonstances : ce qui est la définition qu'Hippocrate
a donnée de la prognose. Remarquez que cette définition implique l'admission d'une doctrine générale; c'est que, dans
chaque maladie, le travail pathologique est un, et passe, depuis le début jusqu'à la terminaison, par un développement
où toutes les phases tiennent l'une à l'autre; de sorte que
l'école de Cos, maîtresse de l'idée de l'unité, ou, en d'autres
termes, du développement de la maladie, et peu instruite sur
les particularités, c'est-à-dire sur le siége, sur la condition
anatomique, sur l'étendue de chaque affection, se tourna
tout entière vers la recherche des communautés des maladies;
c'est le résultat de cette étude qu'Hippocrate a consigné dans
le beau livre qui est intitulé le *Pronostic*.

« Ainsi la prognose est la source de toutes les véritables lumières pour l'ancien médecin ; elle est, à cette époque, la philosophie, la science ; sans elle, il n'y a rien qu'empirisme et
pratique aveugle. Effacez la prognose, telle que l'école de Cos
l'a conçue et établie, effacez-la, dis-je, à une époque où l'anatomie a fait si peu de progrès, où l'étude des fonctions est
dans l'enfance, où l'anatomie pathologique n'existe pas, où le
diagnostic différentiel est privé de ses éléments les plus précieux, quelle lumière restera-t-il à la médecine? où sera le lien
qui l'empêchera de se perdre dans un dédale de faits particuliers sans connexion, et de languir dans l'éternelle enfance
où reste tout ce qui, n'étant pas l'objet d'un travail scientifi
que et d'une méthode, tombe nécessairement entre les mains
des empiriques, et ne marche plus qu'au hasard? La prognose
est la première construction scientifique que nous connaissions
de la médecine. A ce titre, elle mérite notre attention, et elle
la mérite encore parce qu'elle n'est point fondée sur des vues
rationnelles et hypothétiques, mais parce qu'elle part d'ob-

servations et d'expériences réelles. Les faits de mutation des
qualités des humeurs durant le cours des maladies, les indications des signes qui annoncent le progrès du mal ou une
terminaison favorable, l'étude des évacuations et des mouvements critiques ou non, tout cela constitue un ensemble qui
a été un digne objet d'étude et de théorie pour l'école de Cos.

« Le sens scientifique des Grecs se manifesta, là comme ailleurs, avec une grande sûreté et une grande supériorité. Le
problème à eux posé fut : de concevoir qu'il n'y avait pas seulement des faits de détail, ce qui les sauvait de l'empirisme,
et de trouver un système général, ce qui faisait de la médecine une science. Sans entrer dans cet examen des caractères
propres aux différentes maladies, sans essayer de les réunir
dans un cadre et de les classer ; sans y songer même, l'école
de Cos saisit une idée féconde qui résumait toute chose, et,
dans une abstraction qui ne manque ni de portée ni de grandeur, elle donne au médecin une doctrine qui le guide à la
fois dans les recherches scientifiques et dans la pratique de
l'art. Suivant elle (et c'est l'expérience, non l'hypothèse, qui
fournit ces données), le corps humain présente, durant le
cours des maladies, une série de phénomènes qui, sans qu'il
soit besoin de les rattacher plus particulièrement à telle ou
telle affection, ont une signification propre, présageant ce
qui va arriver, indiquant l'issue probable de la lutte, les efforts que tentera la nature, les voies par où elle se déchar-
gera, et les secours auxquels l'art peut ou doit recourir. Dans
ce point de vue, où la maladie est considérée comme quelque
chose de général et d'indéterminé, la connaissance d'une maladie particulière n'est même pas très-nécessaire, et remarquez que, dans le fait, cette connaissance était très-bornée.
La prognose étudie l'expression fidèle par laquelle l'économie
trahit le dérangement qu'elle éprouve, et c'est cette expression qu'il importe de saisir. Faire prévaloir l'observation de
tout l'organisme sur l'observation d'un organe, l'étude des
symptômes généraux sur l'étude des symptômes locaux, l'idée
des communautés des maladies sur l'idée de leurs particularités, telle est la médecine de l'école de Cos et d'Hippocrate.

« J'ai déjà eu occasion de le remarquer dans cette introduction, la science humaine ne marche pas autrement que
l'histoire humaine; les découvertes et les systèmes ne nais-
sent pas plus spontanément et sans antécédents que les événements des empires et les révolutions des sociétés. La
prognose hippocratique, telle que je viens de l'exposer, est
certainement un beau résultat du travail de l'antiquité, mais
elle n'est pas née soudainement dans la tête d'Hippocrate, ou,
pour mieux dire, dans l'enceinte de l'école de Cos ; elle avait
ses éléments tout préparés, et la filiation en est simple et naturelle. On sait ce qu'étaient les temples des Asclépiades ; les
prêtres-médecins qui les desservaient y recevaient les malades,
enseignaient les remarques que leur suggérait l'issue des maladies, et formaient ainsi un recueil de notes expérimentales
que l'on retrouve dans les *Pronostics* de Cos, et dans le premier livre des *Prorrhétiques*. Il importait beaucoup à des prêtres, il était dans leur caractère, il était dans les habitudes de
tout l'ordre sacerdotal, en Grèce, d'essayer de percer le voile de
l'avenir, et, dans le temple des Asclépiades, de prédire les événements pathologiques dont le corps de chaque malade allait
être le théâtre. De là le cachet de prévision, le cachet pronostic,
si je puis m'exprimer ainsi, que présente l'ancienne médecine
des prêtres asclépiades. Mais la divination ne s'applique pas
seulement à l'avenir, elle s'applique aussi à un présent ou à
un passé que l'on ignore. C'est pourquoi le mot de prognose
(προγινώσκειν) a été employé pour exprimer ce travail d'esprit,
ce jugement médical, qui avait pour but d'apprécier l'état
passé, présent et futur du malade. Jusque-là, ce fut un mé-
tier ; mais ce fut une science quand l'école de Cos, embras-
sant à la fois ces trois temps, vit ainsi dans chaque maladie,
non plus une succession de phénomènes bizarres, désordon-
nés et sans loi, mais un enchaînement où chaque fait avait sa
raison dans le fait précédent. Là, ce me semble, est le passage
de l'empirisme des temples à la doctrine de l'école, et peut-
être est-ce à Hippocrate lui-même qu'il faut attribuer ce progrès. Au reste, la trace évidente en est dans le mot même de
prognose (προγινώσκειν), qui est resté attaché au principal tra-

vail d'Hippocrate sur cette matière. C'est donc de la divination médicale dans les temples, et des observations sur lesquelles elle se fondait, qu'est née la prognose d'Hippocrate, doctrine profonde, d'après laquelle toute maladie est à la fois commune par certains phénomènes que j'appellerai ici, pour abréger, état général, et que Galien, en expliquant Hippocrate, nomme *diathèse*. On ignore ce que fut la médecine des Égyptiens et des autres peuples de l'Orient, et si elle est jamais sortie du cercle des remarques particulières, des faits sans lien, des observations sans méthode philosophique. L'école hippocratique franchit ce cercle, et, par là, elle a influé sur l'avenir entier de la médecine dans l'Occident. » (Littré, *OEuvres d'Hippocrate*, t. I, Introd., p. 455.)

Ainsi le point de départ, de même que le plan de la pathologie générale que nous allons étudier, est l'erreur fondamentale de la doctrine même d'Hippocrate, ou du moins de l'école de Cos. Notre auteur, assurément, ne s'en est pas douté. Nous verrons même qu'il n'en tiendra plus compte dans la définition de la maladie. Cela montre à quel point la science médicale est livrée à l'arbitraire, et quelle illusion on se fait quand on prétend exposer une doctrine exempte de théories.

DÉFINITION DE LA MALADIE EN GÉNÉRAL.

« Il y a, dit M. Chomel, deux manières de définir : la première consiste à dire avec précision quelle est la nature d'une chose ; la seconde, à énumérer rapidement ses principaux caractères. . . . . . Dans les siècles où on s'est livré aux définitions de la première espèce, et aux discussions qu'elles entraînent, la marche des sciences a été rétrograde : leurs progrès ont été constants, au contraire, dans les temps où l'on a négligé les définitions pour s'attacher à décrire. » La raison de ce qu'affirme M. Chomel, c'est que, suivant 'ui, comme pour Dumas (de Montpellier), les choses abstraites égarent l'esprit, les choses sensibles le conduisent à la vérité. Nous ne saisissons pas le rapport qui existe entre ces deux ordres d'assertions. La phrase suivante n'est pas faite pour nous éclairer : « L'histoire de toutes les sciences, et celle de la médecine en particulier, prouve combien cette assertion est fondée. » L'honorable professeur ne peut ignorer qu'en mathématiques on s'occupe de choses abstraites exclusivement, et que ces choses abstraites n'égarent pas l'esprit du mathématicien. Mais ce qui étonne, c'est qu'il blâme les définitions de nature pour arriver lui-même à une définition de nature à propos de la maladie. « Dans l'impossibilité où nous sommes de définir la maladie d'après son essence, et d'en trouver une idée exacte ailleurs que dans les phénomènes qui la révèlent, nous définissons la maladie : un désordre notable survenu, soit dans la disposition matérielle des parties constituantes du corps vivant, soit dans l'exercice des fonctions. Cette définition de la maladie nous a paru plus exacte que les autres, bien qu'elle soit défectueuse à quelques égards : cette imperfection est peut-être inhérente à l'objet même qui nous occupe. La santé et la maladie se confondent souvent ensemble : or est-il possible de définir avec une exactitude rigoureuse des choses qui ne sont pas toujours distinctes ? »

Nous avons cité tout au long ce passage de M. Chomel pour constater l'arbitraire et la versatilité des opinions de notre auteur. D'après lui, *la maladie est un désordre notable survenu soit dans la disposition matérielle des parties constituantes du corps vivant, soit dans l'exercice des fonctions.* Qu'est-ce que cela veut dire ? Qu'il n'y a pas de maladie. En effet, un désordre notable survenu dans la disposition matérielle des parties constituantes du corps vivant n'est et ne peut être qu'une lésion. Or confondre la maladie avec la lésion, c'est nier la maladie comme faisait Broussais. La définir un désordre notable survenu dans l'exercice des fonctions, c'est la confondre avec le symptôme. En effet, les symptômes se divisent en trois catégories, dont la première est *actio læsa*, c'est-à-dire un désordre notable survenu dans l'exercice des fonctions. La maladie n'a donc pas d'essence propre ; elle est une lésion ou un symptôme, ce qui revient à dire qu'il n'y a pas de maladie. C'était bien la peine de prendre tant de précautions, et de disserter sur l'art de définir, en général, pour arriver a ce résultat. L'auteur avoue que sa définition doit être défectueuse à quelques égards : elle n'est pas défectueuse, elle est radicalement fausse. M. Chomel s'imagine que cela tient à l'objet lui-même, et il croit qu'on ne peut pas définir la maladie parce qu'elle se confond avec la santé. Il avait eu soin cependant de nous dire au premier paragraphe de ce chapitre : « Tout le monde sait que la maladie est l'état opposé à la santé, et le sens de ce mot n'est obscur pour personne. » Comment donc se fait-il que la maladie, qui est la privation, le contraire de la santé, se confonde souvent avec celle-ci? Toute définition se fait au moyen du genre et de la différence prochaine : M. Chomel n'avait donc qu'à dire à quelle catégorie d'états morbides la maladie appartient comme genre, et à exprimer les caractères qui constituent sa différence prochaine.

Au paragraphe 2 de ce chapitre, M. Chomel s'occupe de la définition des maladies en particulier. « Il est beaucoup plus important encore, dit-il, de bien définir chaque maladie en particulier que de se faire une idée nette de la maladie en général. » L'auteur a oublié de nous dire pourquoi. Cela tient à ce que M. Chomel semble, en cet endroit, avoir oublié les raisons pour lesquelles on définit la maladie en général. Rien cependant n'est plus simple : on ne définit la maladie en général que pour avoir une base de définition applicable à chaque maladie en particulier. Si on ne sait pas ce que c'est que la maladie en général, comment peut-on affirmer qu'un état morbide particulier est une maladie plutôt qu'un symptôme, ou une lésion, ou une cause? La première question est donc de distinguer la maladie en général, les symptômes en général, de la lésion en général, de la cause en général, afin de pouvoir constater qu'un état morbide est une maladie, s'il présente toutes les conditions requises pour constituer une maladie. Il était donc fort inutile de s'étendre sur les définitions en général; il aurait fallu, avant toute chose, savoir pourquoi on étudie la pathologie générale, connaître le rôle de cette science en médecine. On aurait immédiatement reconnu que la pathologie générale n'est pas la description ba-

nale d'une maladie chimérique qui comprend toutes les autres, mais qu'avant tout elle est l'art de définir et de classer
les états morbides considérés en eux-mêmes et dans leurs
rapports.

« Nous n'ignorons pas seulement la nature de la maladie en
général, nous ignorons de même celle de chaque affection en
particulier ; il faut donc aussi la définir d'après ses phénomènes sensibles. » Le développement de cette proposition sert
à M. Chomel à établir que la définition qu'il a donnée de la
maladie en général est complétement absurde. « On a avancé,
dit-il, dans ces derniers temps, que la seule manière de définir une maladie était de déterminer l'organe affecté et de
quelle manière il est affecté ; mais ce genre de définition, qui
n'est applicable qu'à un certain nombre de maladies, n'est
point une définition à proprement parler. » Pourquoi donc
alors M. Chomel définit-il la maladie : un désordre notable
survenu dans la disposition matérielle des parties constituantes
du corps vivant ? Ce qui est faux pour chaque maladie en
particulier peut-il être vrai pour la maladie en général?

Voici la solution proposée par notre auteur :

« En général, pour bien définir une maladie, il faut réunir
le plus grand nombre possible de faits particuliers qui lui
soient relatifs. » Mais si la maladie n'est point définie, comment s'y prendra-t-on pour constater que ces faits particuliers
lui sont relatifs? N'y aurait-il point là un cercle vicieux ? Le
travail que propose M. Chomel suppose le travail fait. Il a
raison quand il dit qu'on doit définir les maladies par leurs caractères constants ; mais ce qui est vrai pour chaque maladie
en particulier est vrai pour la maladie en général, et il eût
sagement fait de nous donner les caractères constants auxquels on reconnaît qu'un état morbide est une maladie, ce
qui lui eût évité de nous dire qu'une maladie est une lésion
ou un symptôme, idée qui serait la destruction de toute pathologie.

Chapitre III. — Nomenclature des maladies, synonymie,
étymologie. — § 1. Nomenclature. — « Il n'est peut-être
aucune science dont la nomenclature soit aussi défectueuse

que l'est celle de la pathologie. » Hâtons-nous de nous inscrire en faux contre une pareille assertion. A quoi sert le nom d'une chose si ce n'est à la désigner? Or, en quoi les mots qui désignent les maladies sont-ils défectueux? M. Chomel a oublié de nous le dire. Ce professeur s'est imaginé que le nom d'une maladie devrait être propre également à faire connaître les traits caractéristiques de cette maladie et à établir ses rapports avec les autres. Mais c'est là une exigence tout à fait exagérée. Un nom n'est point une description, par conséquent ce que demande M. Chomel n'a pas de raison. Pourquoi cette manie de blâmer ce qui est pour reconnaître ensuite qu'on ne peut pas faire mieux, et autoriser de cette manière les fous qui viennent substituer des barbarismes révoltants à la langue médicale usuelle? Rien n'est plus pernicieux que les concessions faites par ces prétendus esprits classiques à toutes les tentatives romantiques des désœuvrés de la médecine.

§ 2. Synonymie. — « La même maladie ayant reçu plusieurs noms et le même nom ayant étant été donné à plusieurs maladies par différents auteurs, il est devenu nécessaire d'ajouter à l'étude des maladies l'étude de leurs noms variés et des acceptions diverses données à chacun de ces noms. C'est pour ainsi dire une branche artificielle que l'homme a ajoutée à la pathologie sans aucun profit réel, mais non pas sans nécessité. » M. Chomel devrait donc comprendre que l'arbitraire, dans la dénomination des maladies, entraîne la nécessité d'une étude sans profit réel, et que toutes ces prétendues réformes des noms des maladies ne font que compliquer la synonymie, et par conséquent nuire aux études.

§ 5. — « L'étymologie du nom des maladies fournit, dans certains cas, une image imparfaite de la chose, et dans d'autres cas une idée fausse. » S'il en est ainsi, et il en sera toujours ainsi, pourquoi vouloir réformer la nomenclature? Est ce que les mots doivent être l'image des choses ou contenir l'idée des choses? Respectons donc la langue médicale et apprenons la au lieu de prétendre la réformer. Si tous les médecins se servaient de la langue de la science, de la langue latine, on n'aurait pas à déplorer tant d'arbitraire dans les dénominations.

Chapitre IV. — Du siége des maladies. — M. Chomel nous avait annoncé une doctrine sans théorie, et nous avons vu, jusqu'à présent, qu'il adoptait l'erreur des organiciens, la confusion de la maladie et de la lésion, après avoir adopté en principe l'unité absolue de la maladie qui conclut logiquement à la confusion de la maladie avec toute espèce d'états morbides. Donc, pour M. Chomel, n'avoir pas de théorie, c'est les avoir toutes et se promener d'erreur en erreur avec une confiance parfaite. Ainsi, à propos du siége des maladies, il n'y a même pas de question pour lui. La maladie affecte-t-elle l'homme tout entier, ou part-elle du principe vital, comme le veulent les hippocratistes? ce ne sont même pas là des questions à ses yeux. Il entre dans son sujet comme Louis XIV dans le parlement, et débite avec une imperturbable naïveté : « On peut dire, d'une manière générale, qu'il n'est aucune des parties constituantes du corps humain qui ne puisse éprouver une altération quelconque, et, par conséquent, devenir le siége d'une maladie plus ou moins grave. » Ainsi donc, une altération d'une des parties constituantes du corps humain est une maladie plus ou moins grave. Voilà les hommes que Broussais avait pour adversaires et qui étaient censés représenter la sagesse médicale, des hommes qui n'ont point senti la différence qu'il y a entre une altération quelconque et une *maladie.*

Suivons le développement de ce thème : « Le siége des maladies, dit notre auteur, n'est pas toujours facile à déterminer, et l'histoire de la médecine montre à quel point les opinions ont offert de divergence à cet égard. Pendant le règne de l'humorisme, le siége primitif de la plupart des maladies était dans un des fluides qui entrent dans l'organisation du corps humain. Les solidistes, qui vinrent plus tard, réduisirent les humeurs à un rôle purement passif dans les phénomènes de la vie, placèrent dans les solides le siége de toutes les maladies. » On croirait que M. Chomel va trouver les solidistes aussi absurdes que les humoristes, que les uns ont tort de dire que deux et deux font trois, comme les autres d'affirmer que deux et deux font cinq. Pas le moins du monde. Laissons parler notre auteur : « Le temps, dit-il, a fait justice de ces opinions erronées, et l'observation a démontré que les prétentions exclusives de ces divers systèmes étaient également inadmissibles. » Voyez jusqu'où va l'esprit de conciliation quand on n'écoute que *la voix du temps et de l'observation !* On arrive à affirmer que deux et deux font tantôt trois et tantôt cinq. L'important pour M. Chomel est que deux et deux ne fassent jamais quatre. La vérité se présente à lui entre deux erreurs ; il ne veut ni de l'une ni de l'autre de ces erreurs exclusivement, il les adopte toutes les deux et passe fièrement à côté de la vérité. Il lui manquait une troisième erreur. Aussi se hâte-t-il d'y tomber.

« Il faut, dit-il, reconnaître aujourd'hui que beaucoup d'affections ont un siége complexe, et que, bornées primitivement aux solides, elles envahissent plus tard nos fluides, et réciproquement. La première période d'une phlébite nous représente en effet une maladie bornée d'abord à un seul tissu ; mais bientôt l'organe souffrant sécrète du pus ; celui-ci, sans cesse entraîné par le mouvement circulatoire, se mêle au sang, l'altère, et ce fluide va à son tour réagir sur plusieurs autres organes, et déterminer des phlegmasies et des suppurations. » M. Chomel nous avait promis une doctrine sans théorie : comment donc se fait-il qu'il adopte si facilement la théorie de la phlébite et du passage du pus dans le sang, quand l'observation n'a jamais pu démontrer ce passage et a démontré, au contraire, qu'il était impossible ? Mais quand on a dit dans sa préface ou ailleurs qu'on n'admettait que les faits, qu'on ne croyait qu'aux faits, cela dispense de connaître les faits, et on débite toutes les erreurs inobservées et inobservables au nom de l'observation. M. Chomel est résolu à n'en pas manquer une seule. « Dans la variole, dit-il, au contraire, et dans les autres fièvres éruptives contagieuses, où le siége primitif du mal *paraît être dans le sang*, on voit en peu de jours apparaître sur la peau et sur plusieurs muqueuses des éruptions consécutives à cette altération. » Cet observateur devrait bien nous dire quelle est cette altération du sang, comment il l'a constatée, et où il l'a observée. N'en sachant rien, il a soin de nous dire que le siége primitif de ces maladies paraît être dans le sang, c'est-à-dire que M. Chomel fait une hypothèse gratuite, une hypothèse inutile, avec tout le sang-froid qu'on admire dans l'école de l'observation pure.

Passons à une autre remarque : « Parmi les maladies, il en est quelques-unes qui peuvent occuper presque tous les tissus de l'économie : telles sont l'inflammation, le cancer, les tubercules, la syphilis. » Malheureusement l'inflammation n'est point une maladie, le tubercule n'est point une maladie, et le cancer, comme l'entend M. Chomel, c'est-à-dire la tumeur cancéreuse, n'est point une maladie. C'est toujours la confusion de la maladie et de la lésion.

Nous n'insistons pas sur les autres exemples de la même erreur; nous croyons l'avoir fait suffisamment toucher du doigt.

Chapitre V. — De l'étiologie ou des causes des ma'adies. — On pourrait croire que M. Chomel aborde cette partie si importante de la médecine sans une idée bien arrêtée. Il n'en est rien cependant; son but est de nier tout ce qu'il a dit précédemment. Sa méthode va consister à parler sur chaque cause en particulier ; son résultat sera d'aboutir au scepticisme le plus absolu. Avant tout, signalons une affirmation que M. Chomel glisse en passant, et qui est toute une doctrine :

« La cause prochaine, dit-il, qui n'est autre chose que l'essence même de la maladie, que la modification intime de l'organisme qui la constitue, ne peut pas être comptée parmi les causes qui la produisent. » M. Chomel nous a dit d'abord que la maladie était un désordre notable survenu dans la disposition matérielle des parties constituantes du corps vivant; il nous dit maintenant que l'essence de la maladie est constituée par une modification intime de l'organisme. Cela aurait besoin d'explications. Qu'est-ce qu'une modification intime de l'organisme? quel est le sens du mot intime en anatomie pathologique? Il est difficile de le savoir d'après les écrits de M. Chomel. S'il suit le sens rigoureux des mots, la modification intime de l'organisme dont il parle, est une modification inappréciable autrement que par ses effets. Or les lésions sont parfaitement appréciables ; la maladie ne serait donc plus une lésion, mais la modification intime de l'organisme qui cause les lésions. Il y aurait donc des causes prochaines, et M. Chomel les repousse sous prétexte qu'elles sont l'essence même de la maladie, après avoir confondu la maladie avec la lésion. Cela ne tiendrait-il pas à ce que M. Chomel n'a pas réfléchi sur ce que c'est qu'une maladie et sur ce que c'est qu'une lésion, et que ses idées sur ces objets s'embrouillent de plus en plus à mesure qu'il avance dans son ouvrage et que les questions se présentent à lui.

Pour notre auteur, il y a trois ordres de causes morbifiques : les causes déterminantes, les causes prédisposantes et les causes occasionnelles.

Causes déterminantes. — Article 1er. — « La plupart des causes déterminantes communes agissent en vertu des lois physiques ou chimiques ; leur action est susceptible, en conséquence, d'être expliquée par ces lois. Les causes spécifiques, au contraire, sont constamment, dans leur mode d'action, inaccessibles aux explications de la physique ou de la chimie. » Tels sont les motifs qui ont conduit notre auteur à séparer ces deux espèces de causes déterminantes et à les étudier à part. M. Chomel nous paraît avoir singulièrement étudié les causes déterminantes : « Des fièvres putrides et malignes, dit-il, ont quelquefois régné d'une manière épidémique pendant l'exhumation d'un grand nombre de cadavres. La ville de Saulieu en a offert, en 1775, un funeste exemple. » M. Chomel aurait dû préciser davantage. Qu'est-ce que ces fièvres putrides et malignes dont parle Maret ? Il en est de même de la fièvre gangréneuse produite par l'infection de l'air à la suite d'une épizootie ; cela a tout l'air d'un roman. S'agit-il du charbon ou ne s'agit-il pas du charbon, et de quelle espèce de charbon s'agit-il ?

« Les émanations végétales, dit-il, sont quelquefois causes déterminantes de maladies. Un air chargé du principe odorant des fleurs de la jacinthe, du lys, de l'oranger, du narcisse, produit la céphalalgie, les nausées, les vertiges et quelquefois même les syncopes, surtout dans les appartements étroits et chauds. » Notre auteur oublie qu'il appelle causes déterminantes « celles qui constamment, si l'on excepte quelques conditions plus ou moins bien connues, produisent une même affection, qui ont presque toutes, soit en elles-mêmes, soit dans la maladie qu'elles produisent, quelque chose de particulier. » Est-ce que la céphalalgie, les nausées, les vertiges, les syncopes, sont des maladies, une seule et même maladie, et peut-on ranger parmi ces causes détermi-nantes celles qui produisent ces maladies? M. Chomel pose des définitions, des conditions d'existence ; mais il n'en tient point compte : « Les phénomènes graves produits par la tem-pérature très-élevée ont été aussi rapportés, par la plupart des médecins, ou à l'apoplexie ou à l'asphyxie ; mais, d'après les recherches de quelques auteurs, et, en particulier, d'après celles de J.-J. Russel, il paraît que la chaleur agit surtout en déterminant vers les organes thoraciques une congestion violente qui se termine par la mort. » M. Chomel sait très-bien que la température très-élevée produit une foule de maladies différentes les unes des autres, et que ce n'est point une cause déterminante. Il en est de même des exemples qui suivent.

A propos des *ingesta*, M. Chomel rappelle qu'autrefois on avait divisé les poisons en minéraux, végétaux et ani-maux : « M. Orfila, dit-il, a pensé avec toute raison qu'il était plus convenable de les classer d'après leur manière d'agir sur l'économie, que d'après le règne de la nature au-quel ils appartiennent. En conséquence, il les a divisés en quatre classes, à raison de leurs propriétés *irritante, narco-tique, narcotico-âcre* et *septique.* » Ces divisions de M. Orfila démontrent uniquement, à nos yeux, combien la toxicologie est mal étudiée, et que l'action des poisons est décrite d'une ma-nière aussi informe qu'arbitraire : « Les poisons *septiques*, dit M. Chomel, comme la chair d'animaux morts de certaines maladies pestilentielles (qu'est-ce qu'une maladie pestilen-tielle, et de quelle maladie pestilentielle s'agit-il?), les matières animales en putréfaction, certains produits de sécrétion mor-bide (lesquels?), déterminent des maladies graves (quel est le nom de ces maladies?) revêtant la forme adynamique ou ataxique, se compliquant souvent de gangrène et ayant le plus ordinairement une issue funeste. » Il suffit de cet exemple pour faire juger de la valeur de la classification que M. Chomel admire.

Il n'est pas jusqu'aux affections morales que M. Chomel n'ait classées parmi les causes déterminantes, contre l'observation universelle : « Le désespoir, la terreur, la joie immodérée ont, dans quelques cas, produit la mort subite.» Depuis quand la mort subite est-elle une maladie? Passons aux causes déterminantes spécifiques.

« Les causes déterminantes spécifiques ont pour caractère particulier de produire des maladies qu'elles seules peuvent engendrer, et d'être dans leur action inaccessibles aux explications de la physique et de la chimie. » Ne dirait-on pas que M. Chomel a expliqué les autres par la physique et la chimie ?

Causes spécifiques ordinaires. — M. Chomel range dans cette série certaines émanations métalliques, quelques poisons, les exhalaisons miasmatiques et les venins. Nous nous contenterons de dire qu'il n'y a rien de spécifique dans ces causes spécifiques ordinaires.

Des principes contagieux. — M. Chomel consacre quelques pages à l'histoire de la contagion. Voici ce que cet observateur raconte à ce sujet : « La manière dont s'opère la contagion nous est inconnue; néanmoins il est de toute probabilité qu'elle a lieu par le moyen d'un agent matériel dont l'existence ne peut guère être révoquée en doute, bien qu'il échappe à nos sens : on nomme cet agent principe contagieux ou virus.

« Bien qu'inappréciables à nos sens, les principes contagieux ont été, pour quelques médecins, l'objet de recherches spéciales. Voici quelle est sur ce point de pathologie l'opinion du plus grand nombre :

« Le principe invisible qui produit la contagion est ordi-
« nairement enveloppé dans une substance visible, comme le
« mucus, la sérosité, le pus liquide ou desséché en croûte,
« la matière de la transpiration cutanée; ces diverses sub-
« stances n'étant point par elles-mêmes contagieuses (qu'en-
« tend M. Chomel par ces paroles?), on suppose qu'elles ne

« le deviennent, dans quelques cas, que par leur mélange avec
« cette matière subtile et insaisissable qui est l'agent de la
« contagion. Toutefois il ne serait pas impossible que le pus,
« que le mucus, devinssent eux-mêmes contagieux, par l'effet
« d'un changement survenu dans leur propre nature. » Ainsi
M. Chomel ignore si le principe contagieux est une substance
ou un accident. Cela n'empêche pas notre auteur de considérer ces principes contagieux comme de véritables substances dont il va nous décrire les principales propriétés.

« Ils déterminent tous, dit-il, au moyen d'une série con-
« stante de phénomènes morbides, la reproduction de principes
« semblables à eux-mêmes et capables d'exciter les mêmes
« effets. Ils peuvent se multiplier à l'infini, en vertu de ce dé-
« veloppement secondaire, aussi longtemps qu'ils rencontrent
« des corps propres à ressentir leurs actions. Nous croyons,
« en effet, qu'il n'y a aucun virus dont la propriété conta-
« gieuse s'éteigne après la seconde transmission, comme on a
« voulu le prouver pour la rage ; cependant nous n'hésitons
« pas à admettre que certains virus, en se reproduisant sans
« cesse, paraissent s'être affaiblis dans leur action ; nous
« citerons comme exemples le virus syphilitique, la peste. »
Nous avons cité ce passage pour constater le délire de nos
prétendus observateurs. Que nous importe que M. Chomel
croie qu'il n'y a aucun virus dont la propriété contagieuse
s'éteigne après la seconde transmission ? Est-ce qu'il s'agit de
croire en présence d'expériences parfaitement authentiques
sur la transmission ou la non-transmission de la rage de
l'homme à l'homme, de la brebis à la brebis ? Où M. Chomel
a-t-il vu que le virus syphilitique et le virus de la peste
fussent affaiblis dans leur action ? Enfin notre observateur ne
s'est-il pas imaginé que le virus syphilitique, inoculé une
première fois, rendait les individus plus aptes à contracter
la syphilis une seconde fois, et ainsi de suite ? Ces exemples
permettent de constater le cas que ces médecins font de l'observation et de l'expérience. En voilà assez sur ce chapitre.

Article ii. — Des causes prédisposantes. — Pour M. Chomel
« les causes prédisposantes agissent peu à peu sur l'économie

et la préparent à telle ou telle affection. Leur action est presque toujours obscure et souvent contestable. Aussi tout ce que nous allons dire sur l'action de ces causes doit-il être considéré comme le résumé des opinions généralement admises sur ce sujet, plutôt que comme la conséquence de faits rigoureusement observés, et comme l'expression de notre propre conviction. » Nous passerons donc ce chapitre.

Article III. — Des causes occasionnelles ou excitantes. — « Les causes occasionnelles sont celles qui provoquent l'apparition des maladies sans en déterminer la nature et le siège, et qui n'agissent qu'avec le concours de la prédisposition.

« Ces causes n'ont pas le même degré d'importance que celles qui appartiennent aux deux premiers ordres ; mais, par cela même qu'elles n'appartiennent à l'histoire spéciale d'aucune maladie, elles sont, plus que les autres encore, du domaine de la pathologie générale : nous ne pouvons donc nous dispenser de les énumérer »

Nous nous contenterons de signaler ce vice de méthode, qui consiste à énumérer là où il faudrait une étude approfondie de chaque cause en particulier. Du reste. M. Chomel a fait lui-même trop bonne justice de sa division étiologique pour que nous fassions autre chose que de la citer.

« La division des causes morbifiques présente quelques défectuosités ; la nature, ici comme ailleurs, ne se plie point à nos divisions. » Pourquoi alors ne point plier nos divisions à la nature, ce qui serait beaucoup plus sûr et beaucoup plus raisonnable?

« On ne peut, répond M. Chomel, astreindre la nature rigoureusement à aucune division. » Qu'en sait-il?

« Celle que nous avons proposée nous a paru plus méthodique et plus pratique que les autres. » Où est la preuve de cette affirmation et de la justesse du compliment que s'adresse l'auteur? « Elle est surtout plus propre à nous guider dans l'étude des causes morbifiques envisagées dans leur manière d'agir. » C'est ce que nous allons voir.

Article IV. — De la manière d'agir des causes morbifiques. — M. Chomel s'est aperçu qu'il nous avait dit tout ce qu'il

savait sur la manière d'agir des causes morbifiques, en les
divisant, d'après leur mode d'action, en déterminantes, prédisposantes et occasionnelles. Nous allons le suivre pour démontrer cette proposition, ainsi que le néant de cette prétendue étiologie.

« Les divers organes du corps humain, dit notre auteur,
ne sont pas tous également exposés à l'action des causes morbifiques ; quelques-uns, tels que le canal digestif, les poumons
et la peau, ayant avec les objets extérieurs des rapports beaucoup plus nombreux que les autres, sont plus sujets à en recevoir l'impression morbide. Hufeland, dans sa *Pathogénie*,
les a, par ce motif, désignés sous le nom d'*atria morborum*
(portes des maladies). On doit leur adjoindre le cerveau et
les nerfs, qui, chez l'homme civilisé surtout, sont immédiatement exposés à l'action d'un ordre très-nombreux des causes
morbifiques. »

Il nous est difficile de trouver dans les *atria morborum* de
M. Chomel la porte des maladies héréditaires. Aux parties
qu'il a énumérées, il ferait bien, je crois, d'ajouter le principe séminal. Mais passons à l'étude des trois ordres de causes
en particulier.

Paragraphe 1er. — « L'action des causes spécifiques, dit
M. Chomel, est en général évidente, bien qu'elle ne soit pas
toujours facile à expliquer, et que dans beaucoup de cas même
elle soit entièrement inexplicable. » Pour M. Chomel, il n'y a
que les lésions mécaniques *parmi les causes spécifiques* que
l'on puisse expliquer. La manière d'agir des causes morbifiques va donc se réduire à peu de chose. « On doit, malgré
les progrès de la chimie moderne, convenir de notre ignorance sur l'action des gaz qui produisent l'asphyxie ; l'asphyxie reste un mystère pour nous. L'action des poisons sur
l'économie est également démontrée, mais tout aussi inexplicable : comment le poison narcotique produit-il une sorte de
coma ; le poison âcre, l'inflammation de l'estomac et des intestins ; le poison septique, la gangrène des diverses parties ?
Voilà autant de questions qu'il est impossible de résoudre. Les
effets du feu et des caustiques semblent plus faciles à conce-

voir, parce qu'ils sont en partie les mêmes sur tous les corps
organisés ; mais leur action intime est également au-dessus de
notre pénétration. »

M. Chomel a déjà oublié qu'il a divisé les causes déterminantes en deux classes : celles qui s'expliquent par la physique
et la chimie, et celles qui sont réfractaires à ces explications.

« Beaucoup d'auteurs ont comparé le développement des
maladies contagieuses à celui des végétaux, et assimilé les
principes contagieux aux semences végétales. Si l'on se rappelle ce qui a été dit précédemment sur la contagion, on
pourra facilement entrevoir les principaux points d'analogie
qu'ils ont entre eux; mais la ressemblance est loin d'être complète. Les végétaux et les semences qui les produisent sont
des êtres dont l'existence est manifeste et ne peut être révoquée en doute. L'existence des principes contagieux, au contraire, n'est admise que comme la conséquence d'une série de
faits qu'elle explique parfaitement, et qui, sans elle, reste-
raient inexplicables. L'action des principes contagieux présente encore de l'obscurité sous plusieurs autres rapports ;
agissent-ils directement sur les nerfs de la partie avec laquelle
ils sont mis en contact, ou sont-ils portés par l'absorption
dans le reste de l'économie? Ces deux opinions ont été ap-
puyées par des arguments assez plausibles, et chacune, au
reste, pourrait être vraie pour quelque virus ; car il se peut
que tous ne soient pas soumis aux mêmes lois.

« Il est rationnel d'admettre que les agents de la contagion,
la plupart du moins, peuvent être absorbés par toutes les sur-
faces avec lesquelles ils sont en rapport, et qu'une fois intro-
duits dans l'économie, ils portent leur action sur celles de nos
parties qui semblent être affectées à chacun d'eux. »

On peut se demander ce qu'on sait de plus après qu'avant
la lecture de ce morceau. Nous l'avons cité en entier pour en
convaincre chacun par lui-même. M. Chomel, en outre, se permet une hypothèse bien gratuite, c'est de considérer comme
rationnelle l'absorption des principes contagieux. Est-ce que
le contagium de la syphilis agit par absorption et à la manière des substances absorbées ? Est-ce que le contagium de

la teigne, de la pourriture d'hôpital, agit par absorption? Mais il est inutile d'insister sur l'irrationalité de cette théorie de la contagion. M. Chomel devrait savoir que c'est en raison de toutes ces hypothèses sur les maladies contagieuses qu'on arrive à n'avoir que des erreurs sur la contagion. Est-ce qu'une maladie contagieuse se développe toujours par l'effet de la contagion? Est-ce que le premier qui a eu ou qui a une maladie contagieuse la tient d'un principe contagieux? Alors d'où vient donc ce produit morbide? Il faudrait pourtant savoir qu'un produit morbide est l'effet et non la cause d'une maladie, et que toute son action consiste à mettre en jeu une prédisposition commune ou individuelle. Rien n'est plus absurde que d'expliquer une maladie par son produit, par son effet. Passons aux causes prédisposantes :

« Il n'est aucune maladie qui ne puisse se montrer dans tous les tempéraments, dans les constitutions les plus diverses, dans les deux sexes ; tandis que certains âges, comme nous l'avons vu, mettent à l'abri de certaines affections, et que, par conséquent, certains âges aussi sont seuls aptes à les ressentir. » M. Chomel aurait dû prouver plus rigoureusement qu'il n'a fait cette dernière proposition. Du reste, qu'est-ce que cela nous apprend sur le mode d'action des aptitudes? « De toutes les conditions comprises sous le nom d'aptitudes, dit notre auteur, l'hérédité est sans contredit celle qui exerce dans le développement des maladies l'influence la plus forte et la moins contestée. Aussi l'hérédité est-elle, dans quelques affections, une prédisposition active plutôt qu'une simple aptitude. »

Nous voici donc arrivés à la question des prédispositions.

« Il ne faut pas confondre, dit M. Chomel, les causes prédisposantes avec les prédispositions : celles-ci sont l'effet des premières, mais elles n'en sont pas l'effet constant. » J'avoue qu'il m'est impossible de comprendre cette proposition, surtout en lisant ce qui suit : « Toutes les fois qu'une maladie se montre sans cause évidente, et c'est ce qui a lieu dans la plupart des cas qui sont du ressort de la pathologie interne, on est obligé, pour en expliquer la production, de recourir à une *prédisposition latente*, qui, elle-même, semble devoir consister en une modification spéciale, entièrement inconnue dans son essence, soit de toute l'économie, soit d'une ou plusieurs des parties qui la constituent. » Comment M. Chomel ne s'est-il pas aperçu que c'est là le grand problème de l'étiologie? Comment n'a-t-il pas vu que ce sont les prédispositions qui expliquent l'action des causes prédisposantes, et non les causes prédisposantes qui expliquent l'action des prédispositions? L'homme, en un mot, naît-il prédisposé à une somme de maladies déterminée, ou n'acquiert-il ces prédispositions que sous l'influence du monde extérieur? en un mot, les maladies viennent-elles de nous-mêmes, de notre imperfection, de notre dégradation corporelle, de notre altération originelle, ou bien ne nous viennent-elles que du dehors ou des vices accidentels de nos fonctions? M. Chomel, sans discussion, regarde les prédispositions comme l'effet des causes prédisposantes, tout en étant forcé d'admettre que l'action de ces causes n'a point lieu dans la plupart des cas qui sont du ressort de la pathologie interne. Il est évident que cet auteur n'a rien compris à la question ni à son importance. Que signifient après cela les diathèses qu'il admet ?

Nous ne pousserons pas plus loin cet examen. On dirait que c'est pour nier tout ce qu'il a affirmé sur les maladies que notre auteur arrive à la doctrine des prédispositions.

Paragraphe 5. — Des causes occasionnelles. — M. Chomel croit avoir dit quelque chose sur le mode d'action des causes spécifiques et prédisposantes. « Les causes occasionnelles, ajoute-t-il, n'ont pas, à beaucoup près, la même influence ; elles ne peuvent agir qu'autant qu'il y a prédisposition. » Tout est dit : les prédispositions étant en nous-mêmes, il est évident que M. Chomel aurait dû commencer par affirmer que les prédispositions sont la cause réelle et efficiente des maladies qu'on appelle pour cette raison maladies de cause interne, qui constituent la pathologie interne pour ce motif et non parce que ces maladies siégent à l'intérieur (beaucoup étant extérieures quant à leurs lésions). Il se serait évité une foule d'hypothèses, d'erreurs et de non-sens. En prenant pour point de départ les prédispositions originelles ou acquises de

l'homme, M. Chomel eût vu comment chaque cause agit,
comment elle met en jeu les prédispositions, et comment une
même cause, en raison de ses modifications particulières de
durée, d'intensité, de mode d'application, peut amener la manifestation des prédispositions les plus diverses. M. Chomel
alors eût pu tracer un tableau de l'étiologie, soit générale,
soit spéciale, au lieu de cette étiologie sans méthode, vague,
erronée, inutile, qui n'est ni l'étiologie générale, ni l'étiologie
spéciale, bien qu'elle ait la prétention d'être l'une et l'autre.

Chapitre vii. — Des symptômes. — « Tout changement
perceptible aux sens, survenu dans quelque organe ou dans
quelque fonction, et lié à l'existence d'une maladie, est un
symptôme. » Telle est la définition que nous propose M. Chomel, et, pour en apprécier la valeur, il faut revenir à la définition de la maladie : « Nous définissons, disait-il, la maladie
un désordre notable survenu soit dans la disposition matérielle des parties constituantes du corps vivant, soit dans
l'exercice des fonctions. » Quelle différence y a-t-il donc entre
le symptôme et la maladie? L'un et l'autre consistent dans
le désordre d'un organe ou d'une fonction. Il est vrai que
M. Chomel ajoute que le symptôme est lié à l'existence d'une
maladie. Mais comment établir que ce n'est pas la maladie
qui est liée à l'existence du symptôme? Il faut remonter à
l'étiologie pour savoir comment M. Chomel a levé cette diffi-
ficulté : « On a, dit-il, distingué les maladies, relativement aux
causes qui les produisent, en *essentielles primitives* ou *proto-
pathiques*, et en *symptomatiques, secondaires* ou *deutéropa-
thiques;* les premières sont celles qui résultent immédiatement
des causes morbifiques; les secondes dépendent d'une autre
affection dont elles ne sont, à proprement parler, qu'un
symptôme..... Il est quelquefois facile de reconnaître si une
maladie est primitive ou secondaire; mais il en est autrement
lorsque la maladie ne fait que commencer.

« Il est un certain nombre d'affections qui, quelque bien
dessinées qu'elles puissent être, sont essentielles suivant les
uns, et symptomatiques suivant les autres. Des observations
exactes et des discussions approfondies ont jugé quelques-unes

de ces questions ; le temps amènera peu a peu la solution de beaucoup d'autres. »

C'est donc le temps qui nous apprendra à distinguer le symptôme de la maladie !

On pourrait croire, après la définition que M. Chomel a donnée du symptôme, que ce médecin va nous présenter un tableau des changements survenus dans les organes. Non. Dans le langage de M. Chomel, le mot organe n'est qu'une métaphore, une figure de rhétorique. Il suffit de lire ce qu'il dit des diverses méthodes d'exposition des symptômes pour comprendre la confusion qui règne dans son esprit. Il reproche à Bayle d'avoir séparé les syptômes en vitaux et en physiques, parce que, dit-il, ces derniers ont rapport à l'anatomie pathologique ; et il blâme Boerhaave d'avoir éloigné l'étude des matières excrétées de celle des sécrétions, comme si ces deux choses n'étaient pas parfaitement distinctes et ne supposaient pas des méthodes différentes d'examen. Enfin il lui reproche d'avoir séparé les qualités du corps des fonctions auxquelles elles appartiennent, comme si l'examen des qualités du corps n'était pas, dans la symptomatologie de Boerhaave, relatif aux sens du médecin et à l'application de ces sens, au lieu d'être relatif aux fonctions du malade.

Enfin M. Chomel, ignorant que dans une maladie on expose les symptômes dans l'ordre de leur apparition, s'imagine qu'on doit décrire les symptômes d'après l'ordre dans lequel ils se présentent directement à la vue du médecin. La symptomatologie n'a-t-elle pas sa division naturelle en dehors des commodités de la clinique ? Autant dire qu'en chimie on doit diviser les corps suivant la plus ou moins grande facilité qu'on a à les trouver sous ses pas. Enfin notre auteur aboutit à la classification suivante :

1° Habitude extérieure,

Locomotion.

Voix et parole.

Sensation.

Fonctions affectives.

Fonctions intellectuelles,

Sommeil et veille;

2° Digestion,

Respiration,

Circulation,

Chaleur,

Sécrétion;

5° Fonctions génératrices de l'homme,

Fonctions génératrices de la femme.

Telle est la division physiologique que propose M. Chomel pour classer les symptômes. Si elle est insuffisante, si un très-grand nombre de symptômes, et des plus importants, échappe à cette division, c'est un malheur pour eux, M. Chomel n'y a pas pensé ; on ne l'accusera pas d'avoir abusé des classifications physiologiques. Il en établit une avec la facilité qui caractérise sa manière, sans se douter que cette littérature facile est la perte de la médecine. Du reste, il emploie la moitié de son livre à décrire ceux des symptômes qui répondent à sa division ; c'est la conséquence de la malheureuse idée qu'il a eue de traiter de la maladie en général, comme il traiterait d'une maladie en particulier. En effet, son malade imaginaire doit avoir tous les symptômes possibles.

Article IV. — Des symptômes considérés dans la maladie. — « Il est bien important, dit M. Chomel, pour l'évaluation des symptômes, de savoir distinguer, au milieu du désordre, quelquefois général, des fonctions, quelle est celle dont le trouble entraîne celui des autres, et de ne pas confondre les symptômes qu'on peut nommer *primitifs* ou *locaux* avec les phénomènes *secondaires* ou *généraux* qui les accompagnent. Dans la pleurésie, par exemple, on observe simultanément la rougeur de la face, la douleur du thorax, la faiblesse ou le trouble des fonctions intellectuelles, la soif, la voix entre-coupée, la toux, la dyspnée, la fréquence du pouls, l'élé-vation de la chaleur, la couleur rouge de l'urine et beaucoup d'autres symptômes qui peuvent accompagner la maladie pendant tout son cours ou pendant une partie de sa durée. On voit facilement ici de quelle importance il est de séparer les phénomènes primitifs de ceux qui ne sont que secondaires.

Les premiers sont la douleur de côté, la dyspnée, la toux, auxquels on peut joindre la gêne de la parole ; les seconds sont la coloration de la face, la céphalalgie, la fréquence du pouls, la chaleur, le trouble des sécrétions, etc. Les changements sensibles que présente la plèvre enflammée expliquent tous les symptômes primitifs, tels que la douleur, la dyspnée, la toux. Quant à la manière dont les autres symptômes sont liés à la pleurésie, il est possible encore de les expliquer d'une manière satisfaisante. La douleur pleurétique, et sans doute aussi l'état de phlogose de la plèvre, obligent le malade à faire de courtes et fréquentes inspirations ; la respiration est dans un tel rapport avec la circulation, que, quand l'une des deux est accélérée, l'autre l'est inévitablement. La fréquence de ces deux fonctions détermine l'élévation de la chaleur, à la production de laquelle l'une et l'autre paraissent concourir ; l'élévation de la chaleur augmente la soif et rend l'urine plus chargée. »

Cette charmante théorie broussaisienne de la pleurésie nous paraît tout à fait digne de Molière ; mais elle a l'inconvénient de ne faire comprendre en aucune manière l'importance de la division des symptômes en primitifs et en secondaires : et, comme l'auteur ne nous donne aucun motif de cette importance, nous sommes disposé à penser que le mot important dont il s'est servi n'a été qu'un moyen qui s'est présenté à sa plume pour commencer une phrase. Tout le reste de cet article est digne du commencement : nous ne nous y arrêterons pas davantage. M. Chomel nous avait promis de ne pas faire de théorie, et il est assez malheureux dans les tentatives de ce genre pour nous faire regretter qu'il n'ait point tenu sa parole.

Chapitre VIII. — De la marche ou du cours des maladies.

— M. Chomel, dans ce chapitre, étudie d'abord les types suivant lesquels procèdent les maladies, et ici nous avons à signaler une confusion regrettable : c'est celle du type périodique et du type intermittent en un seul. Cette confusion tient à ce que l'auteur supprime la différence capitale qui existe entre une attaque et un accès ; elle tient encore à ce qu'il a pris

le mot intermittent dans le sens littéral au lieu de le prendre
dans le sens médical. Dans ce dernier sens, le type intermittent est celui dans lequel les accidents se reproduisent par
accès, répétés à des intervalles égaux et réguliers, qu'il y ait
ou qu'il n'y ait pas d'intermittence entre l'accès qui précède
et celui qui suit. Ce n'est donc pas l'intermittence qui constitue
le type intermittent, mais la marche par accès.

Nous ne pouvons résister au besoin de montrer les réflexions philosophiques que le type intermittent a inspirées à
l'honorable professeur :

« La périodicité des maladies est une chose qui nous est
bien connue, mais que nous ne saurions expliquer. Nous la
retrouvons d'ailleurs dans une multitude de phénomènes, soit
hors de l'homme, soit dans l'homme lui-même, et nulle part
nous ne l'expliquons. Le flux et le reflux de la mer, le sommeil des végétaux et des animaux, l'écoulement régulier des
menstrues ou des hémorroïdes, sont des phénomènes dont la
périodicité est aussi inexplicable que celle des maladies. Ce
n'est donc pas ici l'imperfection de l'art, mais la faiblesse de
l'intelligence humaine qu'il faut accuser. »

On peut voir, par ce que M. Chomel dit du flux et du reflux
de la mer, que ses connaissances cosmographiques sont in-
complètes et qu'il a tort d'invoquer si facilement et à tout propos la faiblesse de l'intelligence humaine.

Chapitre X. — De la terminaison des maladies. — M. Chomel nous a promis une doctrine sans théorie ; néanmoins à
l'article ii il parle de la doctrine des crises. Or, quand on définit la maladie une lésion ou un symptôme, comme l'a fait
notre auteur, que signifie la doctrine des crises ? Dans ce galimatias de toutes les hypothèses médicales, la seule ressource
qui nous reste est de suivre la pagination du livre, puisqu'il
n'y a aucune logique dans l'ouvrage. Du reste, la doctrine des
crises se réduit, pour M. Chomel, aux propositions suivantes :

« Les *crises* n'étant autre chose, dans le sens hippocratique,
que des changements remarquables, soit en bien, soit en mal,

qui surviennent pendant le cours des maladies, leur existence
ne peut être révoquée en doute. »

La doctrine des crises, pour M. Chomel, se réduit donc à
ceci : qu'il se produit dans le cours des maladies des changements en bien ou en mal. Nous ferons remarquer à M. Chomel
qu'Hippocrate avait une doctrine.

« Il en est autrement des phénomènes critiques, dont l'influence sur la terminaison de la maladie est et sera toujours
enveloppée d'une grande obscurité. »

Sans doute comme la cause du flux et du reflux de la mer.

Il est commode de substituer des mystères impénétrables à
l'étude des phénomènes ; mais M. Chomel ne résiste pas à
l'envie de limiter le champ des connaissances humaines, et
pour limites il choisit celles de ses connaissances.

« Dans un petit nombre de cas, ces phénomènes semblent
avoir une part active dans la solution de la maladie : l'analogie porte à croire qu'il peut en être de même dans plusieurs
autres où leur influence est moins certaine. »

Il est impossible de mieux parler pour ne rien dire, ou plutôt pour se démentir : si, dans un certain nombre de cas, les
phénomènes critiques ont une influence sur la terminaison de
la maladie, cette influence n'est pas et ne sera pas toujours
enveloppée d'une grande obscurité.

« Mais, dit-il, le plus grand nombre des maladies aiguës se
juge sans phénomènes critiques (ce qui est faux), et les phénomènes qu'on a décorés de ce nom ne sont, pour la plupart,
autre chose que de *nouvelles maladies* survenues au déclin de
la première, ou des symptômes de la maladie primitive dont
le développement a été tardif, ou bien enfin le simple effet
du rétablissement des sécrétions suspendues pendant l'accroissement et l'état de la maladie. »

On voit par ce morceau combien l'idée de la maladie est
étrangère à ce pathologiste, qui, pour éviter de s'en tenir à
l'observation, donne libre carrière à son imagination et nous
annonce bravement que les phénomènes critiques sont des
maladies nouvelles ou des symptômes tardifs de la maladie
primitive : qu'est-ce que la maladie primitive ? Enfin, n'est-

ce pas outrepasser toutes les conditions de la naïveté que de nous dire : « Les sécrétions critiques de la fin de la maladie sont le simple effet du rétablissement des sécrétions suspendues pendant les périodes d'accroissement et d'état ? »

Doctrine des jours critiques.

Voici l'opinion de M. Chomel :

« La doctrine des jours, comme celle des phénomènes critiques, n'a pas l'importance qu'on lui a donnée (voilà le débat terminé d'un mot) : la difficulté de fixer les jours d'invasion et de terminaison des maladies rend cette doctrine inapplicable à beaucoup de cas, et elle permet aux partisans et aux antagonistes de cette théorie d'interpréter les mêmes faits à leur avantage. »

Personne, dirons-nous à M. Chomel, ne parle des cas particuliers, où, faute de renseignements, on ne peut fixer ni le jour d'invasion, ni le jour de terminaison d'une maladie ; mais, quand l'un et l'autre sont possibles, comment admettre qu'un même fait prouve le oui et le non ? Cela ne signifierait-il pas tout simplement que M. Chomel, mal fixé sur ce que c'est qu'une maladie, l'est également sur la manière dont on en détermine soit l'invasion, soit la terminaison ?

Chapitre XIV. — Des divers genres de maladies, des espèces et des variétés. — L'auteur commence ce chapitre par des considérations philosophiques. « Le nombre des maladies auxquels l'homme est exposé est très-grand ; il serait infini si l'on considérait comme des maladies distinctes les innombrables variétés qu'elles peuvent offrir. La même affection ne s'est peut-être jamais présentée deux fois sous une forme exactement semblable.

« Tant qu'on a considéré les faits isolément, sans distinguer parmi eux ceux qui étaient analogues, il n'y a point eu de science. » Tout cela est du pathos ; les hommes ont toujours reconnu et nommé des maladies en raison des épidémies et de la similitude naturelle qu'offrent les malades. A ce compte, la la science médicale a toujours existé.

M. Chomel entend par genre la maladie elle-même, par espèce une différence importante ; nous verrons plus tard ce que
dit cet auteur.

C'est un traitement plus ou moins hypothétique et toujours
arbitraire qui servirait à fixer les espèces !

Viennent maintenant trois longs chapitres sur le diagnostic, le pronostic et l'ouverture des cadavres. Il nous suffira
de citer une phrase pour montrer comme toutes les parties
de ce livre se tiennent. « Distinguer une maladie, c'est la reconnaître toutes les fois qu'elle existe, quelle que soit la
forme sous laquelle elle se présente. » Où M. Chomel a-t-il
parlé des formes de maladies, et qu'entend-il par ces paroles ?
Du reste ces trois traités ne sont que des lambeaux décousus
de séméiotique et d'anatomie pathologique.

Chapitre XIX. — De la thérapeutique. — Nous voilà arrivés
à de nouvelles théories de M. Chomel. « Il existe, dit-il, dans
l'homme, comme dans les autres êtres organisés, une force
intérieure qui préside à tous les phénomènes de la vie dans
ses périodes successives, lutte sans cesse contre les lois physiques et chimiques, reçoit l'impression des agents délétères,
réagit contre eux, développe par conséquent les symptômes
des maladies, en détermine la marche et en opère la solution
par un mécanisme également impénétrable. Cette force, qui
se confond avec la vie, qui commence et cesse avec elle, qui
est inhérente aux organes et qui n'en serait pas distincte si
elle ne les abandonnait au bout d'un certain temps, cette force
tout à fait inconnue dans son essence et manifeste seulement
par ses effets, nommée par quelques-uns *force vitale*, *puissance intérieure*, a été plus généralement désignée sous le nom
de *nature*, depuis **Hippocrate** jusqu'à nos jours. En admettant
l'existence de cette force, les médecins n'ont pas été du même
avis sur ses attributions : ceux-ci l'ont considérée comme un
principe intelligent dont tous les actes seraient raisonnés, et
pour ainsi dire volontaires ; ceux-là, donnant dans un extrême
opposé, ont fait consister la *nature* dans l'élasticité et l'oscilla-
tion des fibres et dans le mouvement progressif et circulaire
des liquides ; d'autres, comme *Sydenham*, ont employé ce

terme dans le même sens que nous y attachons aujourd'hui. »

M. Chomel est en plein hippocratisme; la maladie n'est plus un désordre notable survenu, soit dans la disposition matérielle des parties constituantes du corps vivant, soit dans l'exercice des fonctions, c'est la *réaction d'une force intérieure contre l'impression des agents délétères, qui, par conséquent, développe les symptômes des maladies, en détermine la marche et en opère la solution.* M. Chomel, à propos des crises, se gaussait quelque peu de cette force médicatrice; à propos des maladies, elle lui paraissait absurde et complétement inadmissible. Pourquoi donc l'invoque-t-il à propos de la thérapeutique? C'est que M. Chomel est sceptique en thérapeutique et qu'il cherche à colorer ce scepticisme d'une théorie, quitte à rompre l'engagement qu'il avait pris de nous présenter une doctrine sans théorie. En voilà jusqu'ici trois contradictoires entre elles que notre auteur expose avec cette même facilité, ce même calme, cette même sécurité qui distingue l'observateur pur. Il a une doctrine de réserve pour tous ses embarras : celle-ci n'est pas heureuse. En effet, M. Chomel nous dit que cette force intérieure qui anime l'homme, qui se confond avec la vie, qui commence et cesse avec elle, est inconnue dans son essence et manifeste seulement par ses effets. Il nous semble que notre auteur en sait plus long qu'il n'en dit sur cette force. Pourquoi la fait-il cesser avec la vie? Il admet donc dans l'homme une âme organique? Alors cette âme organique est parfaitement connue dans son essence, puisque, d'une part, c'est la cause de la vie, et, d'autre part, une force qui meurt avec les organes. L'homme, dans cette étrange théorie, n'est donc qu'un animal qui meurt tout entier comme les autres. C'est du matérialisme pur ; jamais Hippocrate n'a désigné sous le nom de nature une pareille extravagance. Ce que ce grand homme entendait par *nature*, c'était l'âme immortelle de l'homme. Pourquoi donc M. Chomel abrite-t-il son matérialisme sous le manteau d'Hippocrate? Mais ne nous arrêtons pas à discuter les principes philosophiques de M. Chomel; il est par trop évident qu'il n'en a point, et qu'il est autant brouillé avec la psychologie qu'avec la cosmographie et la pathologie générale. Nous verrons un peu plus loin, à propos de la nature de la maladie, que M. Chomel se moque tout le premier de la théorie sous laquelle il déguise son scepticisme en thérapeutique. Continuons donc notre exposition :

« La guérison, dit-il, ou le passage de la maladie à la santé, est le résultat d'un changement intime qui s'opère dans nos organes ; ce changement lui-même est nécessairement subordonné à la puissance qui préside à tous les phénomènes de la vie ; c'est donc à elle que la guérison appartient. » Mais, si cette puissance développe les symptômes des maladies, elle est donc à la fois morbifique et curatrice, et, par conséquent, elle ne sait ce qu'elle fait, elle passe son temps à nous rendre malades et à détruire son ouvrage ; elle altère nos organes et y suscite un changement intime qui les guérit ! Qu'est-ce que ce galimatias ? Mais suivons :

« Comme une multitude de circonstances peuvent entraver ou favoriser l'action de cette force, l'art concourt à la guérison des maladies d'une manière plus ou moins efficace, en donnant aux efforts de la nature une direction et une mesure convenables, et en écartant les obstacles qui pourraient les entraver. Or telle est, dans la solution des maladies, la part de la *thérapeutique*, branche de la pathologie (*sic*) qui a pour objet le traitement des maladies. Traiter une maladie, c'est éloigner tout ce qui pourrait exercer sur elle une influence contraire, c'est réunir tous les moyens propres à en diminuer la durée et l'intensité. Aucune maladie ne peut guérir par les seuls secours de l'art ; de là l'impuissance de la médecine contre un trop grand nombre des maux qui affligent l'humanité. Le quinquina, les mercuriaux, qu'on a regardés avec raison comme les moyens les plus héroïques que possède la médecine, restent sans effet dès que la nature ne répond pas à leur action. » Or comment constate-t-on que la nature ne répond pas à leur action ? c'est quand ils restent sans efficacité. Mais, quand la nature répond à leur action, ils font cesser l'effort médicateur de la nature, au grand avantage du malade. En bon français, tout se résume dans cette affirmation, c'est que, pour guérir, il faut n'être pas mort, être vivant, sans quoi l'art ne pourrait seconder la nature. C'est là une vérité frappante.

« Cette manière d'envisager la thérapeutique nous montre sur quelles bases elle est fondée ; ces bases sont, d'une part, la connaissance approfondie de la marche et des *tendances* naturelles des maladies vers telle ou telle terminaison, et, d'autre part, celle des moyens propres à combattre ou à favoriser ces tendances : l'observation et l'expérience peuvent seules nous diriger dans cette étude difficile. »

Nous ne suivrons pas M. Chomel dans l'exposition de ses idées sur l'observation, l'expériment et l'expérience. Veut-on connaître une des conditions pour être un bon observateur, la voici : « La méditation est nuisible au médecin avant l'heure où il voit ses malades. »

Notre auteur fait la remarque suivante sur les expériments : « Parmi les expériments, dit-il, les uns ont pour but de constater l'action d'un moyen thérapeutique contre une maladie déterminée ; les autres, de déterminer l'effet primitif d'un remède sur l'économie, son action purgative, par exemple, ou diurétique, ou sudorifique. Ces derniers expériments n'offrent pas, à beaucoup près, les mêmes difficultés que les premiers, et pourtant, combien de médicaments ont été décorés du titre de diurétiques, de diaphorétiques, de purgatifs même, qui sont loin de produire ces divers effets! Quel médecin n'a reconnu, dans beaucoup de maladies, l'impossibilité d'augmenter la sécrétion de l'urine ou de provoquer une transpiration abondante lorsque l'organisme s'y refuse? » M. Chomel veut-il parler d'expérimenter l'action des médicaments sur l'homme sain ou sur l'homme malade? S'il parle de l'action physiologique des médicaments, comment ne comprend-il pas qu'un médicament n'a pas la même action sur l'homme sain que sur l'homme malade, et que, par conséquent, le médicament purgatif, diurétique ou sudorifique pourra ne jouir d'aucune de ces propriétés sur le malade, bien que les expérimentations qui avaient constaté ces vertus purgatives, diurétiques ou sudorifiques sur l'homme sain aient été parfaites. Mais j'ai hâte d'arriver aux indications et aux médications.

Des indications et des médications.—« Lorsque, par l'examen attentif d'un malade, le médecin a reconnu le genre de maladie dont il est atteint, son caractère particulier, sa marche, sa tendance vers une terminaison favorable ou funeste, les causes qui l'ont produite, son influence sur la santé, etc., l'ensemble de ces circonstances montre la méthode de traitement qu'on doit suivre, et semble l'*indiquer ;* c'est là ce qu'on nomme *indication.* On l'a aussi définie : la manifestation fournie par la maladie elle-même, de ce qu'il convient de faire pour améliorer l'état du malade.

« Les indications ne doivent jamais être établies ni sur des théories, ni sur des raisonnements abstraits ; elles doivent ressortir, en quelque manière, des phénomènes de la maladie, s'offrir d'elles-mêmes à celui qui en connaît toutes les circonstances.....

« Il est un certain nombre de circonstances qui peuvent fournir des indications chez l'homme malade. Les principales sont le genre de la maladie, sa forme particulière, son intensité, son type et ses périodes. L'état des forces, les symptômes prédominants, le siége, les complications, les causes et certaines circonstances commémoratives, la tendance de la maladie vers telle ou telle terminaison, l'influence qu'elle peut exercer sur la constitution du sujet ou sur quelques affections préexistantes, l'effet des moyens déjà employés, soit chez le malade lui-même, soit chez d'autres, dans le cas d'épidémie, fournissent aussi des indications qui ne doivent pas être négligées. »

Telles sont les indications. Voyons maintenant les médications et le rapport des unes aux autres.

« C'est uniquement d'après leur action sur l'économie que les remèdes peuvent être classés ; or, cette action étant presque toujours complexe, souvent variable, quelquefois tout opposée, selon les maladies et les individus, on sent combien il est difficile de les distribuer régulièrement : on est, d'après cela, obligé de classer les remèdes plutôt encore d'après le but dans lequel on les emploie que d'après l'effet qu'ils produisent. Or les principaux points qu'on se propose dans l'administration des remèdes sont d'augmenter ou de diminuer les évacuations, d'affaiblir ou de fortifier, de calmer ou de stimuler, et de combattre directement une maladie par un moyen qui a une action spécifique pour en suspendre la marche : on pourrait ainsi rapporter presque tous les médicaments à sept classes principales, savoir : les *évacuants* et les *astringents*, les *débilitants* et les *toniques*, les *calmants* et les *stimulants*, et enfin les *spécifiques*. Nous sommes les premiers à sentir les défauts de cette division ; mais nous pensons qu'ils se retrouvent dans toutes les autres, qui ont encore l'inconvénient d'être beaucoup plus compliquées. Nous savons que les évacuants ne produisent pas toujours d'évacuations, et que les astringents les augmentent quelquefois ; que tel moyen qu'on rapporte aux débilitants peut, dans quelques circonstances, augmenter les forces ; nous n'ignorons pas que les calmants, et l'opium en particulier, ont quelquefois produit une stimulation véritable, et qu'à proprement parler il n'y a point de *spécifiques* ; mais si, comme on l'a très-sagement remarqué, l'*absolu* ne se trouve que dans l'imagination des hommes, s'il n'existe nulle part dans les actes de la nature, on ne peut pas l'exiger dans l'objet qui nous occupe, et des exceptions, même nombreuses, n'empêcheront pas qu'on ne doive, en thèse générale, considérer le tartrate antimonié de potasse comme vomitif, la saignée comme débilitante, l'opium comme calmant, l'ammoniaque comme stimulant, le quinquina et le mercure comme des spécifiques dans le traitement des fièvres intermittentes et des maladies vénériennes. »

Nous voilà donc en possession des indications d'une part, et des médications de l'autre ; maintenant il nous reste à chercher le rapport des unes aux autres. Comment, à l'aide des sept classes de médications admises par M. Chomel, malgré la fausseté qui lui en saute aux yeux, remplirons-nous les indications ? Quand doit-on donner les évacuants et les astringents, les débilitants et les toniques, les calmants et les stimulants, et enfin les spécifiques, qui, *à proprement parler, n'existent point* ? Quel rapport y a-t-il entre cette énumération de catégories médicamenteuses et le genre de la maladie,

sa forme particulière, son intensité, son type et ses périodes ?
l'état des forces, les symptômes prédominants, le siége, les
complications, les causes et certaines circonstances commémoratives, etc., cela est livré à l'arbitraire du praticien.
Comme la thérapeutique consiste précisément dans le rapport
des indications aux médications, on voit ce qu'est la thérapeutique pour M. Chomel. Toutefois, on trouve le complément de cette doctrine à l'article des genres, des espèces et
des variétés.

« En pathologie, les espèces ne sont que des abstractions
(il paraît que les genres sont des êtres concrets); leur distinction est tellement vague et incertaine, que les uns en ont admis
le double ou le quadruple des autres. *Sauvages* en porte le
nombre à dix-huit cents, *Sagar* à deux mille cinq cents, tandis que *Cullen* n'en reconnaît que six cents. Il y a plus, il est
peut-être sans exemple, comme l'a remarqué *Bayle*, que le
même auteur ait publié plusieurs éditions de ses ouvrages
sans changer quelque chose aux espèces qu'il avait précédemment admises.

« S'il est impossible, comme on est fondé à le croire d'a-
près les efforts inutiles des nosologistes, d'avoir pour la distinction des espèces une règle uniforme applicable à toutes les
maladies, il faut au moins avoir partout, dans cette distinction, le but de la plus grande utilité, et déterminer les espèces
de chaque maladie d'après les circonstances qui exercent le
plus d'influence sur le traitement. Pour toutes les phlegmasies
aiguës, c'est, selon nous, le caractère inflammatoire, bilieux,
adynamique ou atonique, qui doit déterminer les espèces,
parce que le caractère des maladies importe autant et quelquefois même plus que le genre à leur traitement. Une maladie, quel qu'en soit le genre, présente-t-elle les symptômes de
la fièvre inflammatoire, c'est la saignée et le régime antiphlo-
gistique que l'on emploie ; a-t-elle le caractère adynamique,
c'est aux excitants et aux toniques qu'il faut recourir ; est-elle
légitime, c'est-à-dire n'offre-t-elle que les phénomènes généraux qui lui sont propres, sans aucun des signes qui caractérisent la fièvre inflammatoire, adynamique, etc., le repos et

une diète légère sont le plus souvent les seules conditions nécessaires à la guérison : encore ne sont-elles pas toujours indispensables, comme on le voit dans quelques cas d'érysipèle,
de catarrhe pulmonaire, etc. On doit, en outre, admettre,
pour les inflammations, des espèces aiguës et chroniques ;
cette distinction n'est pas moins importante pour le traitement
que la précédente. Quant aux hémorrhagies, leur division en
deux espèces, actives et passives, offre le but pratique qu'elle
doit avoir ; mais, comme il est beaucoup d'hémorrhagies qui
n'appartiennent ni aux unes ni aux autres, il nous paraît absolument nécessaire d'en admettre une troisième espèce, qui
ne peut pas être confondue avec les deux autres. Cette division est d'ailleurs applicable aux flux, aux épanchements, et
en particulier aux hydropisies ; elle pourrait enfin être étendue avec avantage à certaines maladies nerveuses. Les bons
effets des toniques, auxquels on a eu généralement recours
pendant longtemps, semblent démontrer l'existence des névroses passives ; les cures presque merveilleuses obtenues
dans quelques cas par une méthode tout opposée portent,
avec beaucoup d'autres circonstances, à admettre des névroses actives ; il est hors de toute espèce de doute enfin qu'il
ne s'en présente aussi qui n'appartiennent ni à l'une ni à
l'autre de ces séries.

« Quant aux maladies dites *organiques*, chacune d'elles
n'offre dans ses symptômes et dans son traitement que des
modifications peu importantes, qui forment plutôt des variétés que des espèces, à moins qu'elles ne soient liées à une diathèse particulière, comme le vice scrofuleux, scorbutique, ou
à une syphilis constitutionnelle. »

En admettant même que les indications et les médications
correspondantes, telles que nous venons de les voir dans
M. Chomel, puissent être appliquées aux maladies aiguës, il
est de toute évidence que cet auteur a complétement oublié
ce qui est relatif aux maladies chroniques, dont le nombre cependant et l'importance les rendent aussi dignes de l'attention et des soins du médecin que les maladies aiguës. Cette
thérapeutique n'est donc qu'un scepticisme coloré ; en réalité

tout se réduit, pour M. Chomel, à l'art d'essayer les médicaments sur les malades. Il ne faut donc pas être dupe, en pareil cas, de cette affectation de prudence et de sentiment par laquelle il termine ce chapitre, en citant la phrase de Sydenham : *Ægrorum nemo alias tractatus est, quàm egomet tractari cuperem, si mihi ex iisdem morbis ægrotare contingeret.* En réalité, le scepticisme thérapeutique conduit en pratique aux expérimentations les plus absurdes et les plus dangereuses ; et, malgré ce qu'il nous en dit, M. Chomel n'a pas su éviter cet écueil, témoin l'observation suivante : un jour, il prit fantaisie à M. Chomel de prouver que le traitement institué par son collègue M. le professeur Bouillaud, pour le rhumatisme articulaire aigu fébrile, ne méritait pas la confiance des médecins. Voici comment notre observateur s'y prit pour en faire la démonstration.

« Quinzième observation (1). — Rhumatisme articulaire aigu, avec complication de rhumatisme musculaire. Hérédité nulle. Point de refroidissement comme cause déterminante. Traitement par les saignées répétées (huit livres de sang en cinq jours). Quelques symptômes du côté du cœur, mais peu caractéristiques et peu constants. Mort au vingt-quatrième jour depuis l'invasion fébrile. — *Autopsie :* Nulle lésion dans les articulations ; péricardite légère. Endocardite? Épanchement séreux dans la plèvre droite.

« Miguet (Louise), âgée de vingt-sept ans, lingère, affirme n'avoir jamais eu d'affection rhumatismale : elle a toujours joui d'une bonne santé. Accouchée il y a sept ans, ses règles apparaissent régulièrement tous les mois, et ne coulent que pendant deux ou trois jours. Elle habite au septième étage dans la rue Saint-Jacques. Sa nourriture est bonne. Elle ne connaît personne dans sa famille qui ait des accès de rhumatisme ou de goutte.

« Interrogée plusieurs fois sur les circonstances qui ont précédé la maladie actuelle, Louise assure *qu'elle ne s'est pas refroidie,* qu'elle n'a fait *ni courses, ni ouvrages forcés.* Le 15

(1) Recueillie par M. Grisolle, sous les yeux de M. Chomel.

mars, pendant qu'elle était occupée à coudre, elle éprouve tout à coup des douleurs dans les fesses, les cuisses et les mollets. Pendant les quatre jours qui suivent, elle peut se livrer, quoique avec peine, à ses occupations journalières ; mais, le 18, ses souffrances sont si vives, qu'elle est forcée de s'aliter ; la fièvre s'allume en même temps que toutes les articulations des membres inférieurs se prennent à la fois.

« Le 21 (neuvième jour de la maladie), Louise est apportée sur un brancard dans les salles de la Clinique, et examinée, le jour même, à la visite du soir, par M. Grisolle. Voici ce qu'il observa. C'est une femme de moyenne taille ; son embonpoint est considérable, mais ses chairs sont flasques ; sa peau est blanche ; elle a les cheveux châtains ; elle est couchée en supination, immobile dans son lit ; elle se plaint vivement des muscles de la région lombaire, des mollets et des cuisses ; les pieds sont peu douloureux ; elle souffre davantage des genoux, qui, d'ailleurs, ne sont point rouges, et sont à peine tuméfiés. Les membres supérieurs et les articulations sont exempts de douleurs. Il y a peu de céphalalgie ; la langue est humide, sans enduits ; la soif est vive, l'appétit perdu ; il y a constipation depuis trois jours ; les mouvements respiratoires s'exécutent sans douleurs ; la percussion est bonne partout. La respiration vésiculaire, dans tous les points, s'entend distinctement à la région précordiale ; celle-ci n'offre aucune déformation appréciable. D'ailleurs, le volume considérable des mamelles empêche de limiter exactement le cœur en haut, en bas et en dehors. Aucune matité n'existe le long du bord sternal gauche. Les battements du cœur sont réguliers ; les deux bruits sont distincts, et ont leur timbre normal. La percussion n'excite aucune douleur locale. Le pouls bat cent quatre fois, il est large et dur ; la chaleur générale est halitueuse. (*Saignée de dix-huit onces.*) Pas de sommeil. Les douleurs redoublent pendant la nuit.

« Le 22, les deux rotules sont soulevées par l'épanchement qui s'est formé dans les genoux. La douleur a augmenté dans les deux articulations tibio-tarsiennes. La sensibilité est vive dans la continuité des cuisses et dans les lombes. Le pouls à cent vingt, large et dur. La chaleur est médiocre ; le thorax et le cœur en particulier n'offrent que les résultats négatifs de la veille. (*Saignée de dix-huit onces.*) Le soir, pouls (cent huit); agitation extrème ; cris aigus arrachés par les douleurs devenues intolérables ; la tuméfaction des genoux et des pieds a augmenté. (*Saignée de dix-huit onces.*) Pas de sommeil, mêmes douleurs, même agitation. A neuf heures du soir, M. Grisolle prescrit deux grains d'opium, qui calment les souffrances et procurent plusieurs heures d'un sommeil paisible.

« Le 25, pouls (quatre-vingt-seize) large et dur. Le premier bruit du cœur est un peu plus clair ; les douleurs sont un peu moins vives ; il y a moins d'immobilité dans les membres inférieurs ; les genoux sont plus tuméfiés, ils ont pris une forme globuleuse. Les deux poignets sont douloureux. Une selle. (*Saignée de trente onces.*) La saignée est suivie d'une syncope. Le soir, pouls à cent, d'une résistance médiocre. La malade se plaint vivement du poignet, du coude gauche et des deux pieds. Si on percute la région précordiale, on excite une très-légère douleur dans une étendue de deux pouces transversalement, à partir du bord gauche du sternum. Cette même sensibilité n'existe pas dans le point correspondant du côté opposé. Il n'y a ni voussure appréciable, ni matité le long du sternum. La respiration s'entend à toute la région précordiale. En dehors et en bas du mamelon, on perçoit distinctement, dans l'étendue d'un pouce environ, un très-léger souffle accompagnant le premier bruit du cœur. Point de dyspnée ; il y a vingt respirations par minute ; point d'œdème, point de syncopes ; aucune tendance aux lipothymies. Dans la soirée, les souffrances sont si aiguës, qu'on donne à la malade deux grains d'opium, qui la calment et lui procurent du sommeil.

« Le 24, sentiment de grande faiblesse ; pâleur générale ; les douleurs sont à peu près stationnaires ; langue blanchâtre ; pas de selle ; le bruit de soufflet, plus fort qu'hier, diffus, s'entend dans toute la région précordiale. Au niveau du mamelon, l'oreille perçoit un très-léger bruit de râpe ; point de

voussure, même sensibilité à la percussion. Cette douleur de
la région précordiale, que la percussion détermine, est excessivement faible, et la malade ne s'en plaindrait pas si on n'appelait son attention là-dessus. Pouls (cent) large et régulier.
(*Saignée de dix-huit onces.*) Le soir, agitation ; cris aigus arrachés par les douleurs atroces que la malade éprouve dans
les épaules, les poignets et les pieds ; vingt respirations ; pouls
(cent huit) assez large ; bruit de soufflet plus faible ; le bruit
de râpe n'existe plus (*Saignée*); on ne peut tirer que huit
onces de sang à cause d'une syncope qui survint. (*Deux
grains d'opium, la nuit.*)

« Le 25, pouls (cent douze) assez rempli ; même souffle et
même sensibilité à la région précordiale, douleurs un peu
moindres ; quelques sueurs la nuit dernière ; pas de selle ;
langue blanchâtre ; soif. (*Huile de ricin, demi-once.*) Le purgatif procure plusieurs selles. Le soir, même état stationnaire;
pouls (cent quatre) large. (*Saignée de dix-huit onces.*) (Dans
toutes les saignées, le sang a été couenneux ; la proportion du
sérum a augmenté avec le nombre de saignées faites.) Dans
la soirée, les douleurs s'aggravèrent considérablement ; *deux
grains d'opium* sont nécessaires pour calmer la malade.

« Le 26, chaleur halitueuse ; pouls (cent quatre) mou; même
souffle ; affaissement, sentiment d'une grande faiblesse; pâleur anémique ; douleurs aiguës et gonflement du genou et du
pied gauche ; toutes les articulations du membre supérieur
droit sont prises. (*Chiendent.*) La malade se plaint et crie
toute la journée; *trois grains d'opium* sont nécessaires pour la
calmer.

« Du 27 mars au 1ᵉʳ avril, le pouls, mou, varie de cent à
cent seize ; la chaleur est sèche ; le nombre des respirations
s'élève de vingt à trente ; le bruit de soufflet reste à peu près
le même, tantôt diffus, tantôt limité au voisinage du mamelon; une seule fois, on entend, pendant une demi-journée, un
léger bruit de frôlement à deux pouces en dehors du sternum;
la région précordiale est toujours un peu sensible à la percussion, la respiration s'y entend bien ; pas de matité anomale
le long du sternum ; langue blanchâtre ; soif; selles rares : les

douleurs restent bornées aux pieds, au genou, au poignet et à l'épaule gauches. (*Lait de poule.*)

« Le 1er avril, il y a un grand affaissement ; la douleur de la région précordiale a augmenté, la respiration y est pure, on n'y constate ni matité ni voussure ; le bruit de soufflet persiste ; il y a trente respirations ; le pouls, régulier, égal, peu fort, bat cent seize fois ; il n'y a ni œdème, ni syncope, ni délire ; la langue est un peu sèche ; les douleurs sont stationnaires. (*Vingt sangsues à la région du cœur.*) Le soir, il y a quarante respirations et cent pulsations ; le pouls, mou, offre quatre à cinq intermittences par minute ; le bruit de soufflet est à peine marqué ; la malade est très-accablée. Les sangsues ont peu coulé. (*Vésicatoire sur le sternum, cataplasmes sinapisés aux mollets.*)

« Le 2, même irrégularité du pouls, qui, quoique ample, résiste à peine à la pression du doigt ; le bruit de soufflet est limité à un petit espace ; assoupissement ; point de lypothymies ; les douleurs rhumatismales occupent les mêmes articulations ; le vésicatoire n'ayant point pris, on le réapplique le soir ; le pouls, compté pendant quelques minutes, n'offre plus d'intermittences, il est à cent quatre.

« Le 3, un peu de délire, la nuit ; le pouls (cent) régulier ; quarante respirations ; toux fréquente, sans expectoration et sans râle. (*Chiendent, bouillons, sinapismes.*)

« Le 4, toute sensibilité locale a disparu à la région précordiale ; le bruit de soufflet existe à peine ; le pouls est irrégulier ; la chaleur de la peau est assez vive ; assoupissement : rêvasseries. Le soir, les douleurs articulaires sont devenues très-vives dans les lombes, les poignets, les épaules, les coudes ; chaleur vive et âcre ; pouls (cent huit) ample et assez dur ; toux fréquente ; râle sibilant, général dans le côté droit ; quarante-quatre respirations ; agitations ; un peu de délire. (*Saignée de treize onces.*) Couenne n'existant que par places, caillot mou, la sérosité forme les trois quarts de la masse.

« Le 5, pouls (cent) régulier, très-mou ; bruit de soufflet persistant.

« Le 6, douleurs moindres.

« Le 7, le bruit de soufflet a complétement cessé ; les battements du cœur ont leur timbre ordinaire. (Pour éviter toute
erreur, M. Grisolle eut même soin d'ausculter comparative-
ment le cœur de plusieurs femmes de la salle, lesquelles
étaient exemptes de toute affection de cet organe) ; le délire a
cessé ; le facies est calme.

« Le 8, état satisfaisant. (*Bouillon.*)

« Le 9, sans frisson ni douleur préalable, on constate,
dans le quart inférieur du côté droit de la poitrine, un peu de
faiblesse du bruit respiratoire ; le son y est aussi un peu
obscur ; pouls (cent) régulier ; bruits du cœur naturels ; les
douleurs articulaires ont cessé.

« Le 10, dans la journée, émotion morale vive ; la malade
rejette, peu après, quelques crachats rougeâtres un peu vis-
queux ; matité du tiers inférieur et postérieur du côté droit
du thorax ; respiration bronchique, et retentissement saccadé
de la voix ; pouls (cent huit) faible ; quarante-quatre respirations ; dyspnée ; nulle coloration ou œdème ; agitation ; selle
involontaire. (*Large vésicatoire sur le thorax.*) Mort dans le
courant de la nuit.

« Autopsie, trente heures après la mort.

« *Habitus.*—Rien à noter dans l'habitus extérieur ; aucune
infiltration séreuse ou sanguine ; aucun indice de putréfaction;
l'embonpoint est assez bien conservé.

« *Articulations.* — Les épaules, les poignets, les pieds, les
genoux, ont repris leur volume ordinaire ; cependant les
chairs de la main gauche sont un peu plus flasques, et la ro-
tule gauche est très-légèrement soulevée par la synovie. L'intérieur de ces articulations est blanc et lisse ; il s'en écoule
une petite quantité de synovie visqueuse, jaunâtre, demi-
transparente, sans odeur ; toutes les parties constituantes de
ces articulations ne nous offrent aucune altération appréciable, ni dans leur consistance, ni dans leur coloration, ni dans
leur épaisseur.

« *Thorax, poumons, plèvres.*—Rien de pathologique dans la
plèvre et le poumon gauches ; dans la plèvre droite existe
une pinte de sérosité transparente sans flocons ; les plèvres

14

costale et pulmonaire sont lisses partout, sans fausses membranes ni granulations. Le poumon correspondant, dans son tiers inférieur, est dense, sans friabilité, et tout à fait vide d'air. Bronches bleuâtres. Aucune trace évidente de pneumonie.

« *Cœur et péricarde.* — Deux cuillerées à bouche de sérosité citrine sont épanchées dans le péricarde. Il n'existe ni rougeur, ni épaississement, ni fausses membranes sur le péricarde pariétal, ni sur la portion de cette séreuse qui recouvre les ventricules et la face antérieure des oreillettes ; mais à la face postérieure de celles-ci existent quelques fausses membranes grenues ou striées, grisâtres, minces, adhérentes, de formation récente, occupant environ un pouce et demi carré. Le péricarde reste lisse au-dessous d'elles, et non épaissi. Le cœur a un volume plus considérable, son tissu est rouge, sa consistance est bonne ; son diamètre vertical, de la base des ventricules à la pointe, est de quatre pouces, le transversal a quatre pouces et demi. Le ventricule gauche une fois fendu longitudinalement, le doigt indicateur, introduit dans la cavité, pénètre ensuite dans l'oreillette correspondante, sans éprouver de résistance. Sur tout le pourtour de l'orifice auriculo-ventriculaire gauche on trouve de petites granulations du volume d'une tête d'épingle à un grain de millet, confluentes ou discrètes, grisâtres, assez dures. Les tendons fournis par la colonne charnue qui longe la paroi postérieure du ventricule sont enveloppés par une matière molle, grisâtre, granuleuse, peu adhérente, friable : cette matière est réunie en masse vers l'extrémité droite de la valvule, de manière à donner à cette partie de la cloison auriculo-ventriculaire gauche une épaisseur de huit lignes. Cette augmentation dans l'épaisseur est formée également par une véritable fausse membrane située sur cette portion de la valvule qui forme la paroi inférieure à l'oreillette. Cette production morbide a six lignes en surface : elle est très-adhérente, peu granuleuse, grisâtre à l'extérieur, ressemblant un peu aux fausses membranes situées sur le péricarde à la face postérieure des oreillettes. La matière friable qui double inférieurement la cloison auriculo-ventriculaire se prolonge transversalement dans l'étendue de plus d'un pouce, formant à la base du ventricule, près de l'orifice aortique, à trois lignes du sommet des valvules sigmoïdes, une masse qui fait une saillie de dix lignes dans la cavité du cœur. Cette tumeur est molle, grisâtre et grenue à l'extérieur, un peu élastique, comme spongieuse au dedans, se détache assez facilement du cœur, dont la membrane interne reste, dans ce point, grisâtre, opaque, épaissie. Sur le bord libre des valvules aortiques existe un liséré grenu, grisâtre, formé par des granulations semblables à celles que nous avons vues sur l'orifice auriculo-ventriculaire gauche, plus confluentes cependant que dans ce dernier point ; elles sont disposées, dans les enfoncements qui séparent les valvules entre elles, en petites masses grenues d'un blanc grisâtre, ressemblant assez bien aux choux-fleurs syphilitiques. L'aorte est exempte de toute altération, elle a vingt-cinq lignes de développement au-dessus des valvules.

« Dans tout le pourtour de l'orifice auriculo-ventriculaire droit existent des granulations du volume d'un petit grain de millet, représentant à peu près l'état rudimentaire des granulations décrites à l'orifice aortique. La cavité des deux ventricules est notablement agrandie. Le ventricule gauche a une épaisseur de cinq lignes et demie à six lignes à la base, le droit une ligne à une ligne et demie (les colonnes charnues n'étant pas comprises).

« Le cœur contient, dans toutes ses cavités, des caillots noirâtres non adhérents. Les parenchymes et le système veineux contiennent peu de sang.

« *Abdomen.* — Tous les viscères de cette cavité, examinés avec soin, ne nous présentent aucune altération appréciable.

REMARQUES.

. . . .

« Huit livres de sang ont été tirées à la malade dans l'espace de cinq jours. Cependant, quelque énergique qu'ait été cette méthode, elle a été évidemment impuissante ; elle n'a pu ni juguler le rhumatisme, ni prévenir, ni combattre les lésions survenues du côté du cœur ; elle a été même impuissante pour calmer les douleurs. Les saignées répétées ont-elles contribué à la mort de la malade ? je l'ignore. » (A.-F. Chomel, *Leçons de cliniques médicales*, recueillies par A.-P. Requin, tome II, Rhumatisme et goutte, page 228.)

M. Chomel aurait-il employé sur lui-même le traitement qu'il a employé sur Louise Mignet ? je l'ignore.

Chapitre XX. — De la nature ou de l'essence des maladies. — Ce chapitre va nous servir à résumer les idées de M. Chomel en pathologie générale, et à constater la confusion qui règne dans l'esprit de cet auteur. On se rappelle la définition qu'il a donnée de la maladie :

« Un désordre notable survenu, soit dans la disposition matérielle des parties constituantes du corps vivant, soit dans l'exercice des fonctions. »

Nous avons rapproché déjà de cette définition celle qu'il donne du symptôme :

« Tout changement perceptible aux sens, survenu dans quelque organe ou dans quelque fonction, est lié à l'existence d'une maladie, est un *symptôme*. »

Rappelons encore ce que M. Chomel a dit à propos de l'étiologie :

« Toutes les fois qu'une maladie se montre sans causes évidentes, et c'est ce qui a lieu dans la plupart des cas qui sont du ressort de la pathologie interne, on est obligé, pour en expliquer la production, de recourir à une *prédisposition latente*, qui, elle-même, semble devoir consister en une modification spéciale, mais entièrement inconnue dans son essence, soit de toute l'économie, soit d'une ou plusieurs des parties qui la constituent. »

A propos de la thérapeutique, M. Chomel a écrit :

« Il existe dans l'homme, comme dans les autres êtres organisés, une force intérieure qui préside à tous les phénomènes de la vie dans ses périodes successives, lutte sans cesse contre les lois physiques et chimiques, reçoit l'impression des agents délétères, réagit contre eux, développe, par consé-

quent, les symptômes des maladies, en détermine la marche
et en opère la solution par un mécanisme également impénétrable. »

Dans le chapitre consacré à la nature et à l'essence des maladies, M. Chomel va démentir tout ce qui précède :

« Ce serait avoir une idée inexacte de la maladie, que de
croire qu'elle consiste essentiellement et uniquement dans les
symptômes qui la signalent ou même dans la lésion anatomique que nous constatons à l'ouverture des cadavres. Dans
telle névralgie où le scalpel ne montre aucune lésion appréciable, il y a eu nécessairement dans le nerf affecté une modification quelconque dont la douleur a été l'effet ; dans le développement d'une phlegmasie ou d'une dégénérescence
organique, comme le tubercule et le cancer, un changement
intime s'est préalablement opéré dans les parties malades, et
ce changement intime a amené les altérations secondaires qui
caractérisent l'inflammation dans un cas, le cancer ou le tubercule dans l'autre. Ces dernières lésions tombent sous nos
sens, et nous les distinguons à des caractères évidents ; mais
le phénomène primitif qui les précède et qui les produit nous
échappe, parce qu'il se passe dans les parties les plus fines de
l'organisme, et que la structure, et à plus forte raison l'action
intime de ces parties, non-seulement chez l'homme, mais dans
tous les êtres vivants, à quelque règne qu'ils appartiennent,
est inaccessible à nos moyens d'investigation. . . . .
. . . . . .En un mot, la santé et la maladie, la vie et la mort,
qui sont pour l'esprit de l'homme, dans leurs phénomènes
sensibles, des sujets si féconds de méditation et d'étude, sont,
dans leurs causes premières ou leur nature même, des mystères incompréhensibles devant lesquels il doit s'arrêter. »

Nous pensons qu'il est inutile d'insister sur ce tissu de con-
fusions et de contradictions. Pour M. Chomel, la cause première d'une chose est sa nature ; quelle en est alors la cause
seconde ? Pourquoi M. Chomel nous dit-il que les phénomènes
sensibles des êtres vivants sont un sujet fécond de méditation
et d'étude, si cette fécondité consiste dans un mystère impénétrable ? Si ce mystère est impénétrable, comment l'a-t-il pé-

nétré en nous disant qu'il y a dans l'homme, comme dans tous
les êtres vivants, une force intérieure d'action qui est la cause
de tous les phénomènes, de la santé et de la maladie? Pourquoi cette force étant la cause des maladies, invoque-t-il une
prédisposition latente? Pourquoi toutes ces affirmations tran-
chantes sur les limites de l'esprit humain? Pourquoi enfin,
après toutes ces doctrines qu'il admet pêle-mêle sans discernement, pourquoi, après nous avoir affirmé que la maladie ne
consiste pas dans l'altération sensible des parties, réduire les
doctrines médicales à deux théories, celle de l'humorisme et
celle du solidisme, dont la réunion lui paraît l'idéal de la vérité en pathologie, en vertu, probablement, de cet axiome
nouveau : Deux erreurs égalent une vérité?

Le chapitre XXI est le couronnement de ce chef-d'œuvre.
M. Chomel y traite de la nosologie ou de la classification des
maladies; comment pourrait-il traiter de la classification des
maladies, lui qui n'a pu ni les définir, ni s'en faire la moindre
idée? Une classification n'est que l'application d'un principe
de définition à des objets de même nature; et quand on a
confondu ensemble les symptômes, les lésions, les causes prochaines et les maladies, quelle nosologie peut-on établir? Autant vouloir additionner ou soustraire des fractions de déno-
minateurs différents. Aussi M. Chomel a-t-il trouvé encore un
moyen de tout concilier, c'est d'admettre deux classes de maladies, celles qui affectent une partie exclusivement, et celles
qui peuvent affecter toutes les parties du corps. M. Chomel ne
s'aperçoit pas d'une chose, c'est qu'il est purement et simplement organicien après nous avoir dit que l'organicisme était
absurde.

En résumé, pour n'avoir pas voulu se rattacher à une théorie, M. Chomel les a toutes admises successivement et contra-
dictoirement. Son livre est le résumé de toutes les extravagances médicales, de toutes les erreurs qui traînent dans les
avenues de la science; il en a fait un faisceau fort incohérent,
qu'il présente à la jeunesse médicale du ton le plus sérieux,
comme l'induction légitime et rigoureuse des faits, comme si,
dans ces affirmations arbitraires, il pouvait être question soit

de faits, soit d'induction. Ce qui peut faire illusion, c'est la forme assez régulière de ce livre, et le ton grave qui y règne. Mais nous pouvons dire de lui ce qu'Abailard disait de Guillaume de Champeaux :

« Verborum usum habebat mirabilem, sed prorsus sensu vacuum et reipsa contemptibilem. Cum ignem accenderet, domum suam fumo implebat, non luce illustrabat. Arbor ejus similis fisculneæ cui Pompeium comparat Lucanus :

> . . . . Stat magni nominis umbra
> Qualis frugifero quercus sublimis in agro ;

« Itaque, cum ad hanc accessissem, non diu in umbrâ ejus otiosus jacui. » (Pet. Abæl. *Epistola ad amicum.*)

CONCLUSION

Entre honnêtes gens, on peut tout discuter, excepté pourtant le matérialisme sous sa forme grossière. En philosophie, il règne trois doctrines : celle des *entités*, celle des *attributs*, et celle des *formes substantielles*, pour expliquer les phénomènes de la nature. La doctrine qui, par un de ses côtés, mais par un côté seulement, répond à quelques-unes des idées de *nos physiologistes*, est la doctrine des *attributs*. M. Bérard eût pu l'adopter et l'adapter aux questions qu'il a soulevées, excepté pourtant à l'identité de la nature de l'homme et des animaux, qu'il soutient. Tout le monde y eût gagné de pouvoir rester dans la polémique vraiment scientifique. M. Bérard n'a probablement pas compris toute la portée de son enseignement et le déshonneur qui rejaillirait sur notre profession si on venait à prendre au sérieux l'athéisme qu'il expose aux jeunes gens, sans mauvaise intention, j'en suis sûr, mais par suite de préjugés dont il a été nourri et dont il n'a su encore secouer le joug. Cet honorable professeur se paye d'une mauvaise raison en affirmant qu'il juge tout *en anatomiste et en physiologiste*. On peut être honnête dans ses principes, témoin Haller, tout en étant un grand anatomiste et un grand physiologiste. Haller même croit qu'on ne peut pas être homme d'honneur en professant l'erreur du matérialisme. Voilà ce que signifie la phrase que M. Bérard a prise pour épigraphe : *Un honnête homme ne doit soutenir que la vérité.* Or, jusqu'ici, le matérialisme ou l'athéisme a été la plus monstrueuse de toutes les erreurs, à ce point qu'un contemporain et un admirateur de la vieillesse de Haller a pu dire, aux applaudissements de tout le monde : « Quant à moi, je déclare préférer infiniment au médecin impie le meurtrier des grands chemins, contre lequel au moins il est permis de se défendre, et qui ne laisse pas d'ailleurs d'être pendu de temps en temps. » (J. de Maistre, *Soirées de Saint-Pétersbourg*, notes du premier chapitre.) Un médecin qui se respecte ne doit donc, sous aucun prétexte, soutenir l'athéisme, le matérialisme et toutes les absurdités de cet ordre. Qu'on y réfléchisse, on ne peut juger d'une nombreuse profession comme la nôtre que par ses doctrines : donc nous ne devons avoir ni professer que des doctrines honnêtes, si nous tenons à être honorés et considérés. Quelle espèce de service peut-on nous rendre et se rendre en déshonorant nos doctrines? Au profit de qui, au profit de quoi travaille-t-on?

La théorie des attributs est de celles qui méritent la plus sérieuse attention. Les noms de Descartes, de Malebranche, la mettent en dehors des erreurs dégradantes. On peut donc tenter de l'appliquer à la physiologie, ainsi que l'ont fait quelques-uns de ses partisans, et en particulier M. Adelon; mais il ne faut pas changer les attributs de l'âme en attributs du cerveau, en suivant les sophismes de Cabanis. D'un autre côté, rien de plus légitime que l'observation, l'analyse, l'induction; rien de mieux que la méthode expérimentale dans les sciences naturelles; mais la médecine n'est pas une science spéculative, c'est une science pratique, un art, en un mot; par conséquent, la méthode expérimentale ne peut y être appliquée qu'avec discernement. C'est ce que n'a point compris l'école de l'observation : elle a entendu la méthode expérimentale dans le sens de méthode d'essai de toute espèce d'agent sur les malades, prenant l'homme pour l'âme vile destinée aux expérimentations des *curieux de la nature.*

La méthode expérimentale, ainsi comprise, repose sur le scepticisme le plus complet en thérapeutique, sur la négation de la médecine traditionnelle des indications, au moins *en fait.* Voici la preuve de ce que j'avance :

« Un de ces avis, que je mentionne ici parce que c'est celui que j'aurais le plus désiré pouvoir suivre, m'engageait vivement à diviser le traitement suivant les *diverses indications.* Assurément, ce serait là une division parfaite ; mais sommes-nous en mesure de l'établir ? Les recherches tendantes à nous faire connaître d'une manière précise les indications dans le traitement des maladies sont malheureusement encore trop peu avancées pour que *le plus souvent il ne nous soit pas même permis de le tenter.* Dans cet état de choses, j'ai dû nécessairement me contenter d'exposer ce traitement le plus complétement et le plus méthodiquement possible, et d'indiquer, toutes les fois que je l'ai pu, les cas où telle médication *paraît* plus particulièrement applicable. En un mot, j'ai suivi l'ordre des indications jusqu'au point où un pas de plus m'aurait conduit dans les spéculations de la théorie pure. » (Valleix, *Guide du médecin praticien,* préface de la deuxième édition.)

Ce qu'on entend ici par *indication,* c'est un heureux résultat obtenu par l'expérimentation d'un médicament sur un grand nombre de malades, et l'on avoue que cette méthode, appliquée cependant *en grand* depuis une vingtaine d'années, n'a presque rien produit. Cela me paraît une raison suffisante pour cesser des essais qui ne servent à rien au médecin et qui nuisent plus ou moins aux malades.

Ainsi, physiologie absurde, pathologie extravagante, thérapeutique nuisible, négation de la science, négation de l'art, tels sont les fruits qu'a portés la philosophie de Cabanis et de ses maîtres. Quand donc l'école médicale de Paris renoncera-t-elle à une sophistique dont seule bientôt elle aura le monopole et le triste privilége ? Puisse-t-elle enfin reprendre les doctrines qui, dans le passé, ont été son honneur, sa gloire et sa force ; qui lui ont donné le prestige à la faveur duquel elle vulgarise depuis cinquante ans dans le monde entier un système d'erreurs antiphilosophique et antimédical ! *Hoc erat in votis.....*

FIN.

TABLE

EXAMEN DES DOCTRINES MÉDICALES DE L'ÉCOLE DE PARIS.

PREMIÈRE PARTIE.

PHYSIOLOGIE.

DEUXIÈME PARTIE.

MÉDECINE.

TROISIÈME PARTIE.

QUATRIÈME PARTIE.

PATHOLOGIE GÉNÉRALE.

PARIS — IMP. SIMON RAÇON ET COMP., RUE D'ERFURTH. 1